Manya Vora
Vasudha Sodani
Parth Chhabria

Apneia obstrutiva do sono

Manya Vora
Vasudha Sodani
Parth Chhabria

Apneia obstrutiva do sono

Estabelecer uma ponte entre a saúde dentária e a saúde respiratória em pacientes pediátricos

ScienciaScripts

Cover image: www.ingimage.com

This book is a translation from the original published under ISBN 978-620-8-22300-7.

Publisher:
Sciencia Scripts
is a trademark of
Dodo Books Indian Ocean Ltd. and OmniScriptum S.R.L publishing group

120 High Road, East Finchley, London, N2 9ED, United Kingdom
Str. Armeneasca 28/1, office 1, Chisinau MD-2012, Republic of Moldova, Europe
Printed at: see last page
ISBN: 978-620-8-27892-2

Índice

LISTA DE ABREVIATURAS

Sr. No.	Abbreviations	
1	NREM	Non-Rapid Eye Movement
2	REM	Rapid Eye Movement
3	OSA	Obstructive Sleep Apnea
4	CSA	Central Sleep Apnea
5	BMI	Body Mass Index
6	ASD	Autism Spectrum Disorder
7	CPAP	Continuous Positive Airway Pressure
8	AHI	Apnea-Hypopnea Index

9	ESS	Epworth Sleepiness Scale
10	GERD	Gastro-Esophageal-Reflux Disease
11	SDB	Sleep-Disordered Breathing
12	CMV	Commercial Motor Vehicle
13	CT	Computed Tomography
14	OHS	Obesity-Hypoventilation Syndrome
15	UA	Upper Airway
16	FRC	Functional Residual Capacity
17	RNC	Reflex Neuromuscular Compensation
18	LG	Loop Gain

19	GG	Genio Glossus
20	RDI	Respiratory Disturbance Index
21	SaO2	Oxygen Saturation
22	HRT	Hormone Replacement Therapy
23	MNE	Monosymptomatic Nocturnal Enuresis
24	NMNE	Non-Monosymptomatic Nocturnal Enuresis
25	UTI	Urinary Tract Infections
26	OSAS	Obstructive Sleep Apnea Syndrome
27	IGFBP-3	Insulin-Like Growth Factor Binding Protein
28	GF	Growth Factor

29	NREM	Non-Rapid Eye Movement
30	RBD	REM Sleep Behavior Disorder
31	MSBP	Münchausen Syndrome By Proxy
32	FDIA	Factitious Disorder Imposed on Another
33	CNS	Central Nervous System
34	SIDS	Sudden Infant Death Syndrome
35	CAD	For Coronary Artery Disease
36	MDD	Major Depressive Disorder
37	RDI	Respiratory Disturbance Index
38	RREPs	Respiratory-Related Evoked Potentials

39	EEG	Electroencephalographic
40	GFP	Global Field Power
41	ANS	Autonomic Nervous System
42	BRS	Through Baroreflex Sensitivity
43	HRV	Heart Rate Variability
44	HR	Heartrate
45	BP	Blood Pressure
46	NTS	Nucleus of the Solitary Tract
47	PNS	The Parasympathetic Nervous System
48	SNS	Sympathetic Nervous System

49	hs-CRP	High-Sensitive C-Reactive Protein
50	TNF-α	Tumor Necrosis Factor-Alpha
51	DISE	Drug induced Sleep Endoscopy
52	PSG	Polysomnography
53	SRBD	Sleep-Related Breathing Disorders
54	ATS	American Thoracic Society
55	CS	Cheyne-Stokes Respiration
56	MLST	Multiple Sleep Latency Test
57	PAP	Positive Airway Pressure
58	BiPAP	Bilevel Positive Airway Pressure

59	APAP	Auto adjusting Positive Airway Pressure
60	EDS	Excessive Daytime Sleepiness
61	RF	Radiofrequency
62	HMS	Hyoid Myotomy and Suspension
63	MOGA	Mandibular Osteotomy with Genioglossus Advancement
64	MMA	Maxillomandibular Advancement
65	OA	Oral Appliance
66	MRAs	Mandibular Repositioning Appliances
67	TRDs	Tongue-Retaining Devices
68	RME	Rapid Maxillary Expansion

69	TRD	Tongue-Retaining Device
70	TAP	Thornton Anterior Positioner
71	EMA	Elastic Mandibular Advancement
72	TSD	Tongue Stabilizer Device
73	OPAP	Oral Positive Airway Pressure

Introdução

"A respiração incorrecta é uma causa comum de problemas de saúde."

-Andrew Weil, M.D.

O sono é um aspeto fundamental e intrincado da vida humana, desempenhando um papel crucial na manutenção da saúde e do bem-estar geral. Durante o sono, o corpo passa por processos essenciais que contribuem para a restauração física e mental. Os seres humanos passam cerca de um terço da sua vida a dormir, mas a maioria das pessoas sabe pouco sobre o sono. Embora a sua função ainda não esteja totalmente elucidada, o sono é uma necessidade universal de todas as formas de vida superiores, incluindo os seres humanos, cuja ausência tem graves consequências fisiológicas.[1] Embora possa parecer um período de inatividade, o sono é um estado dinâmico que envolve várias funções fisiológicas e neurológicas complexas.

Um aspeto do sono frequentemente ignorado é a importância de uma respiração correta. A forma como respiramos durante o sono pode ter um impacto significativo na qualidade do nosso descanso e, consequentemente, na nossa saúde em geral. Uma respiração adequada garante um fornecimento adequado de oxigénio ao corpo, apoiando funções essenciais como a reparação dos tecidos, o reforço do sistema imunitário e a consolidação da memória.

Existem dois tipos de sono.

(1) Sono de movimentos oculares não rápidos (NREM)

(2) Sono de movimento rápido dos olhos (REM)

O sono NREM divide-se nas fases 1, 2, 3 e 4, que representam um continuum de profundidade relativa. Cada uma tem caraterísticas únicas, incluindo variações nos padrões de ondas cerebrais, movimentos oculares e tónus muscular.[1] A apneia obstrutiva do sono ocorre quando os músculos da garganta relaxam e bloqueiam as vias respiratórias. A via aérea superior tem maior probabilidade de colapsar devido à atonia do sono REM, o que pode levar à AOS.

No entanto, o ritmo natural do sono é perturbado por uma doença conhecida como Apneia Obstrutiva do Sono (AOS). A apneia do sono é uma perturbação do sono caracterizada por pausas na respiração ou por respirações superficiais durante o sono. Estas interrupções podem durar de alguns segundos a minutos e podem ocorrer várias vezes durante a noite. Embora possa parecer um mero incómodo, a apneia do sono apresenta sérios riscos para a saúde e pode ter consequências de longo alcance se não for tratada.[1]

A apneia obstrutiva do sono (AOS) pediátrica é uma doença infantil em que existe uma disfunção das vias aéreas superiores que provoca uma obstrução total ou parcial das vias aéreas durante o sono, levando a uma diminuição da saturação de oxigénio ou a despertares do sono. Pode ter efeitos dramáticos no comportamento infantil, no neurodesenvolvimento, no metabolismo e na saúde em geral. O reconhecimento, a avaliação e o tratamento precoces são importantes para evitar consequências a longo prazo.[2]

A apneia do sono é classificada em termos gerais em Gráfico 13

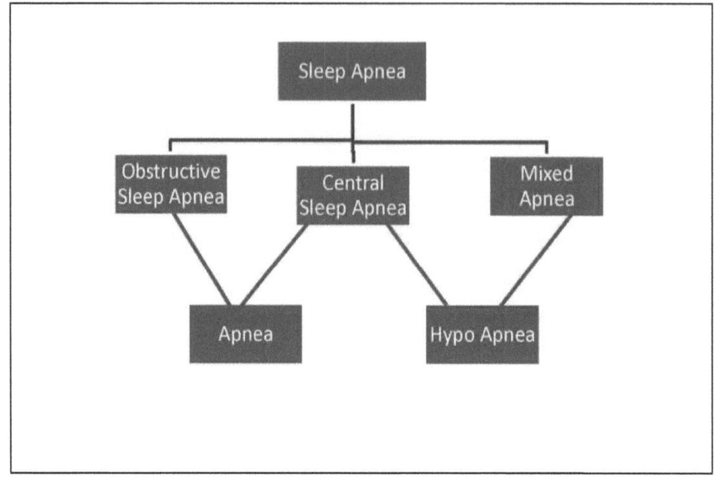

Quadro: 1 Classificação da Apneia do Sono

A AOS é a forma mais prevalente, ocorrendo quando os músculos da parte posterior da garganta relaxam excessivamente, o que leva a um bloqueio das vias respiratórias. A Apneia Central do Sono (ACS), por outro lado, está relacionada com uma falha do cérebro em sinalizar os músculos para respirar, resultando em lapsos intermitentes no esforço respiratório.

A Apneia Obstrutiva do Sono (AOS) é uma doença respiratória caracterizada por uma obstrução parcial e/ou completa intermitente das vias aéreas superiores durante o sono (hipopneia ou apneia obstrutiva, respetivamente) que pode comprometer a ventilação normal e o padrão de sono. O ronco, a apneia testemunhada, a respiração difícil e o sono agitado são as manifestações clínicas mais comuns. A redução ou cessação do fluxo de ar é frequentemente acompanhada por hipoxia episódica, hipercapnia, despertar do sono e oscilações exageradas da pressão intratorácica.

Os sinais e sintomas clínicos da SAOS podem ser diurnos e noturnos. Os sintomas diurnos incluem respiração bucal, discurso hiponasal, dificuldade em acordar, dores de cabeça matinais, sonolência diurna excessiva e sestas. A depressão, o défice de atenção, a hiperatividade, o comportamento agressivo e a impulsividade também ocorrem em crianças com SAOS, levando frequentemente a um mau desempenho escolar. Os sintomas noturnos incluem ressonar, esforço respiratório aumentado, episódios de apneia presenciados, sono agitado, diaforese, posicionamento invulgar durante o sono, despertares frequentes, enurese e parassónias.3

ElMallah M *et al* (2017)[4] sugeriu que a AOS não tratada está associada a problemas comportamentais, deficiências neurocognitivas, fraco desempenho escolar, hipertensão e incapacidade de prosperar.

A população idosa é a mais frequentemente afetada, com cerca de 42% da população adulta a sofrer em qualquer altura, enquanto os homens e as mulheres de meia-idade apresentam uma prevalência de 4% e 2%, respetivamente, e as crianças constituem 2% a 3,5% do total.[4]

As complicações primárias da AOS podem incluir sonolência diurna grave, fadiga, irritabilidade, dificuldade de concentração, adormecimento na escola/trabalho ou mesmo enquanto vê televisão. O doente pode também sentir-se irritado, mal-humorado ou deprimido. As crianças e os adolescentes com apneia do sono podem ter um mau desempenho escolar ou problemas de comportamento.[6]

No contexto da apneia obstrutiva do sono (AOS), o Índice de Massa Corporal (IMC) é um indicador crítico. O IMC, derivado das medições da altura e do peso, é verificado em doentes com AOS devido à sua estreita associação com o desenvolvimento e a gravidade da doença. O IMC elevado, muitas vezes indicativo de excesso de peso corporal, contribui para o estreitamento das vias aéreas superiores durante o sono, o que é um fator-chave na AOS.

Não foi registada uma grande diferença entre os sexos na prevalência da AOS em crianças, exceto nos rapazes adolescentes. Níveis mais elevados de ganho de peso podem ser responsáveis pelo aumento da prevalência de AOS em rapazes adolescentes[7] . Para além disso, estas crianças têm circunferências do pescoço maiores do que as crianças saudáveis.[8] As crianças que continuaram a amamentar durante mais de um mês apresentaram um risco mais baixo de apneia do sono do que as crianças que nunca amamentaram ou amamentaram durante menos de um mês. **Redline S *et al* (1999)**[7] , sugeriram que um aumento do índice de massa corporal (IMC) 1 kg/m2 acima da média aumenta em 12% o risco de desenvolver AOS em crianças. Nos doentes adultos, o sexo masculino e a obesidade são os principais factores de risco, enquanto nas crianças a hipertrofia adenotonsilar é a principal causa.[5]

Muitas doenças e síndromes genéticas também podem causar AOS, como a trissomia 21, a acondroplasia, a anomalia de Pierre Robin, a síndrome de Apert, a síndrome de Crouzon, a síndrome de Treacher Collins, a síndrome de Turner, a fenda palatina e a paralisia cerebral.[10] As crianças com perturbação do espetro do autismo (ASD) apresentam significativamente mais perturbações do sono, incluindo AOS e parassónias, do que as crianças em idade pré-escolar da mesma idade.[11] Quando o ressonar não está relacionado com complicações ventilatórias, como a apneia, hipopneia, hipoxia ou hipercapnia, é designado por ressonar primário.[9]

O tratamento primário da apneia obstrutiva do sono (AOS) envolve frequentemente modificações do estilo de vida, a terapia com pressão positiva contínua nas vias respiratórias (CPAP) é um tratamento comum, intervenções cirúrgicas e, em muitos casos, podem ser recomendados dispositivos dentários ou aparelhos orais intra/extra para reposicionar o maxilar e a língua, ajudando a manter as vias respiratórias abertas.

O papel do pedodontista é fundamental nos doentes pediátricos, uma vez diagnosticada a AOS; à medida que os doentes crescem, é possível modificar o crescimento e facilitar a gestão futura.[5] Iniciar tratamentos dentários durante o crescimento pode beneficiar os doentes duplamente, salvando-os da má oclusão, e intervir no crescimento estrutural orofacial pode ajudar a evitar tratamentos incómodos, como o CPAP e várias cirurgias. O diagnóstico e a gestão adequados das doenças sistémicas podem evitar uma qualidade de vida comprometida, atrasos no tratamento, morbilidade e, em alguns casos, mortalidade.

O objetivo desta dissertação bibliográfica é avaliar a prevalência, diagnóstico e consequências da Apneia Obstrutiva do Sono em pacientes jovens e explorar a eficácia de várias aplicações dentárias no seu tratamento. Focando a Odontopediatria, o estudo pretende identificar medidas de diagnóstico que possam ser empregues para reduzir a probabilidade de desenvolvimento de AOS no futuro. Ao avaliar o impacto da AOS, compreender a sua prevalência entre os jovens e investigar as intervenções dentárias, a dissertação da biblioteca pretende contribuir para melhorar o diagnóstico e o tratamento da AOS em Odontopediatria.

Prevalência

A apneia obstrutiva do sono é uma doença comum com consequências adversas significativas. A prevalência da apneia obstrutiva do sono tornou-se uma preocupação comum em muitos países, uma vez que não só afecta a qualidade de vida das pessoas afectadas, como também apresenta riscos significativos de várias consequências adversas.

Benjafield A ***et al*** **(2019)**[10] comunicaram a prevalência da apneia obstrutiva do sono (AOS) com base em dados disponíveis de 16 países de todo o mundo. O número estimado de indivíduos com apneia obstrutiva do sono foi mais elevado na China, seguida dos EUA, do Brasil e da Índia; outros países entre os dez primeiros no que respeita ao número de indivíduos com apneia obstrutiva do sono foram o Paquistão, a Rússia, a Nigéria, a Alemanha, a França e o Japão (Figura 1), o que reflecte predominantemente a dimensão global da população destes países.

Os dez principais países com o maior número estimado de indivíduos com apneia obstrutiva do sono, com base na Academia Americana de Medicina do Sono de 2012

critérios (Figura 1)

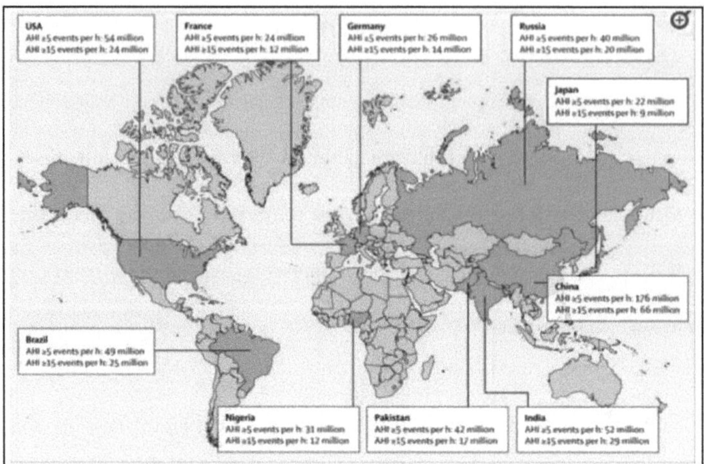

Figura 1: Índice de Apneia-Hipopneia [IAH]

As estimativas de prevalência para os restantes países foram extrapoladas conforme descrito abaixo.[10] (Quadro 1)

Quadro 1: Estudos que apresentam dados específicos por país sobre a apneia obstrutiva do sono

	Sample size	Year	Age range, years	Men (%)	Scoring criteria	Nasal pressure	AHI ≥5 events per h		AHI ≥15 events per h	
							Men	Women	Men	Women
Australia	380	2008	40–65	73%	AASM 2012	Yes	25·5%	23·5%	4·7%	4·9%
Brazil	1042	2010	20–80	45%	AASM 2007	Yes	46·5%	30·6%	24·8%	9·6%
China	3648	2005	≥20	50%	Chicago 1999	Unspecified	24·2%	24·2%	9·5%	9·5%
Germany	1208	2018	20–81	54%	AASM 2007	Yes	59·4%	33·2%	29·7%	13·2%
Hong Kong	153	2001	30–60	100%	AASM 2007	No	8·8%	··	5·3%	··
Hong Kong	106	2004	30–60	0%	AASM 2007	No	··	3·7%	1·9%	··
Iceland	415	2016	40–65	··	AASM 2007	Yes	13·3%	10·8%	10·6%	4·8%
India	365	2009	30–65	··	Chicago 1999	Yes	13·5%	6·1%	5·5%	6·1%
Japan	322	2008	23–59	··	AASM 2012	Yes	59·7%	··	22·3%	··
New Zealand	364	2009	30–59	··	AASM 2007	Yes	12·5%	3·4%	3·9%	0·2%
Norway	518	2011	30–65	55%	AASM 2007	No	21·0%	13·0%	11·0%	6·0%
Poland	676	2008	41–72	54%	AASM 2007	Yes	36·2%	18·4%	15·8%	7·6%
South Korea	457	2004	40–69	69%	AASM 2007	No	27·1%	16·8%	10·1%	4·7%
Singapore	242	2016	21–79	50%	AASM 2007	Yes	62·3%	62·3%	26·1%	26·1%
Singapore36	242	2016	21–79	50%	AASM 2012	Yes	70·8%	70·8%	30·5%	30·5%
Spain37	2148	2001	30–70	49%	AASM 2007	No	26·2%	28·0%	14·2%	7·0%
Switzerland	2121	2015	40–85	48%	AASM 2012	Yes	83·8%	60·8%	49·7%	23·4%
USA	1520	2013	30–70	55%	AASM 2007	Yes	33·9%	17·4%	13·0%	6·0%

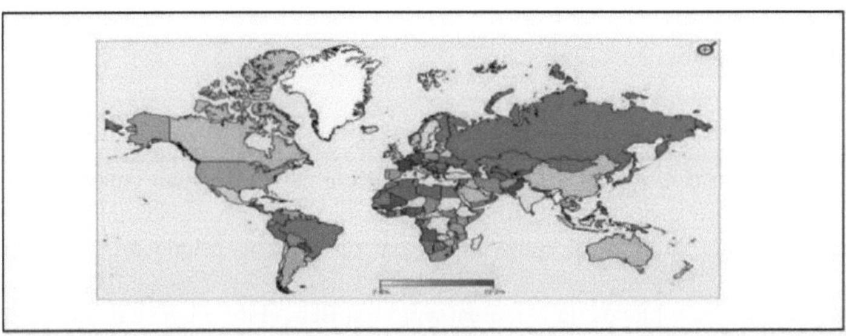

Figura 2: Mapa de calor global para a prevalência da Apneia Obstrutiva do Sono (IAH cinco ou mais eventos por hora) para cada país. (IAH=Apneia-Hipopneia

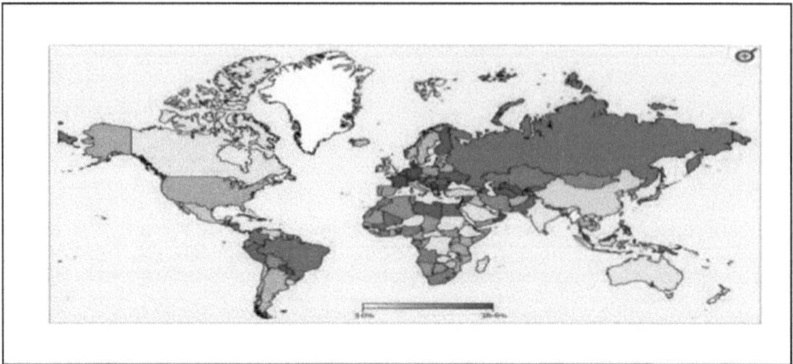

Figura 3: Mapa de calor global da prevalência estimada de apneia obstrutiva do sono (IAH 15 ou mais eventos por hora) para cada país (IAH = Índice de Apneia-Hipopneia).

Quando expresso como prevalência, o peso da apneia obstrutiva do sono para cada país é apresentado como um mapa de calor para um IAH de cinco ou mais eventos por hora e um IAH de 15 ou mais eventos por hora (Figura 2, 3).[10] A AOS (utilizando a definição de 5 ou mais eventos/hora) afecta quase mil milhões de pessoas em todo o mundo.[10]

Devaraj U *et al* (2021)[11] efectuaram um estudo no qual compararam a prevalência da AOS entre zonas urbanas e rurais. Este estudo prospetivo foi realizado em sete blocos de recenseamento em Bengaluru e em sete aldeias em Anekal taluk. (Fluxograma 2) A prevalência da AOS foi semelhante nos indivíduos urbanos e rurais, mas os factores de risco e a gravidade da AOS mostraram variações entre os dois grupos, tendo os indivíduos urbanos uma antropometria desfavorável e uma maior proporção de AOS grave.

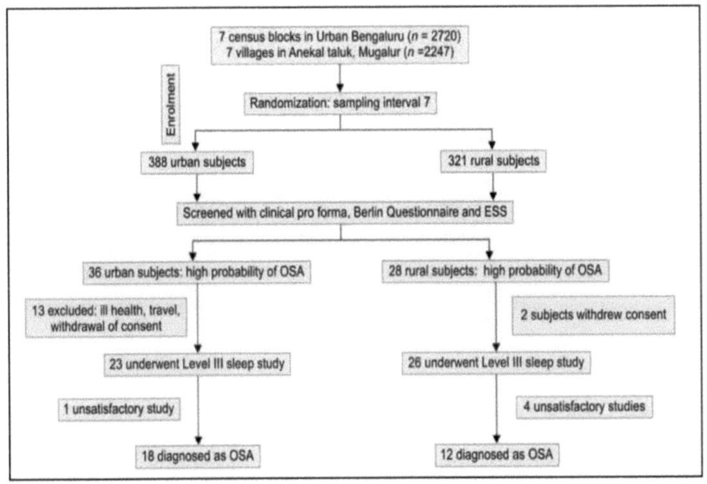

Gráfico 2: População estudada no estudo efectuado por Uma Devraj etal (2021)

O estudo avaliou a prevalência da AOS em populações urbanas e rurais, utilizando dois métodos de rastreio diferentes: pro forma clínica com questionários e os critérios do Índice de Apneia-Hipopneia.

A prevalência da categoria de "alto risco" de AOS após o rastreio com o pró-forma clínico e os questionários foi de 36 (6,7%) vs 28 (8,72%) nas populações urbana e rural, respetivamente. A prevalência de AOS segundo os critérios do IAH foi de 4,6 e 3,7% nas populações urbana e rural, respetivamente (Tabela 2).[11]

Quadro 2: Caraterísticas demográficas da AOS

Characteristics	*Urban (N = 388)*	*Rural (N = 321)*	*p value*	*95% confidence interval*
Age (mean age in years)	35.5 ± 10.6	39.43 ± 15.6	0.0001	1.9, 5.8
Sex (males)	230 (59.4%)	162 (50.5%)	0.01	OR1.42*; 1.06, 1.92
Occupation				
Homemaker/unemployed	89 (22.9%)	150 (46.7%)	0.0001	
Blue-collar workers	192 (49.5%)	146 (45.5%)		
White-collar workers	107 (27.6%)	25 (7.8%)		
Height (m)	1.61 ± 0.12	1.59 ± 0.09	0.006	−0.03, −0.006
Weight (kg)	63.45 ± 12.4	61.19 ± 13.2	0.02	−4.16, −0.37
BMI mean (kg/m^2)	24.4 ± 5.3	24.02 ± 4.6	0.27	−1.15, 0.33
Obesity (BMI ≥25)	141 (36.4%)	121 (37.7%)	0.72	OR 0.94; 0.69, 1.28
Mallampati score (3 and 4)	73	102	<0.0001	OR 0.49; 0.35, 0.70
Neck circumference (cm)	35.8 ± 4.37	33.7 ± 5.1	0.0001	−2.66, −1.27
Waist–hip ratio	0.93 ± 0.11	0.86 ± 0.08	0.0001	−0.077, −0.077
Snoring	94 (24.2%)	90 (28%)	0.26	0.58, 1.14
Hypertension	35 (8.8%)	24 (7.5%)	0.54	OR 1.2; 0.71, 2.1
Diabetes	18 (4.6%)	25 (7.8%)	0.08	OR 0.57; 0.30, 1.07
Ischemic heart disease	2 (0.5%)	2 (0.6%)	1	OR 0.82; 0.11, 5.9
ESS >10	30	2	<0.0001	OR 13.3; 3.16, 56.3
OSA (AHI >5)	18	12	0.58	OR 1.2; 0.59, 2.6

Observou-se que os indivíduos urbanos com AOS eram mais jovens, com preponderância do sexo masculino, em comparação com os seus homólogos rurais (Tabela 3).[1]

Tabela 3: Comparação das caraterísticas entre os grupos urbanos e rurais positivos para AOS

Characteristics	*Urban (N = 18)*	*Rural (N = 12)*	*p value*	*95% confidence interval*
Age (mean age in years)	45.5 ± 6.1	48.34 ± 12.2	0.42	−4.60, 10.33
Sex (males)	13	6	0.26	OR2.6*; 0.56, 12.02
Occupation				
Homemaker/unemployed	4	5	0.20	
Blue-collar workers	5	5		
White-collar workers	9	2		
Height (m)	1.68 ± 0.07	1.60 ± 0.09	0.017	−0.14, −0.01
Weight (kg)	78.6 ± 10.5	62.5 ± 11.9	0.001	−25.48, −6.76
BMI mean (kg/m^2)	27.6 ± 4.4	24.2 ± 4.1	0.05	−6.96, 0.07
Obesity (BMI ≥25)	11 (61%)	5 (41%)	0.72	OR 2.2; 0.49, 9.74
Mallampati score (3 and 4)	7	7	0.36	OR 1.4; 0.10, 2.01
Neck circumference (cm)	38.9 ± 4.05	34.4 ± 2.7	0.0001	−7.42, −1.61
Waist circumference (cm)	100.1 ± 24.3	85.7 ± 8.3	0.04	−28.08, 0.66
Waist–hip ratio	0.94 ± 0.08	0.90 ± 0.07	0.24	−0.10, 0.02
Snoring	17	8	0.12	OR 8.5; 0.81, 88.8
Hypertension	6	4	1	OR 1; 0.21, 4.7
Diabetes	5	2	0.66	OR 1.9; 0.30,12
ESS >10	6	1	0.18	OR 5.5; 0.56, 53.2
Mean AHI	19.5 ± 16.2	13.9 ± 12.7	0.36	
Severe OSA	44%	8.4%	0.006	

*OR, odds ratio

Os doentes urbanos eram mais obesos, tinham uma maior proporção de ressonar e eram mais sonolentos com base nos resultados da ESS (Escala de Sonolência de Epworth). Um maior número de doentes urbanos com AOS tinha um emprego sedentário. A prevalência da AOS foi de 18 (4,6%) nos indivíduos urbanos e de 12 (3,7%) nos rurais.[11]

Prasad R *et al* (2017)[12] realizaram um estudo transversal num único centro sobre o rápido aumento da AOS em países em desenvolvimento como a Índia, de agosto de 2003 a julho de 2004. O estudo centrou-se em indivíduos com idades compreendidas entre os 25 e os 64 anos, aparentemente saudáveis. Os dados foram registados utilizando um formulário pré-concebido e as entrevistas foram realizadas com base num Questionário de Berlim (QB) modificado, que tinha sido pré-testado quanto à sua pertinência.

Dos 816 indivíduos abordados, 702 (86%) foram identificados como estando em alto risco para a Síndrome da Apneia Obstrutiva do Sono (SAOS). No total da população estudada, 11,72% dos homens e 14,8% das mulheres foram classificados como obesos (IMC 30 kg/m2) e, entre a população obesa, 19,8% apresentavam alto risco para SAOS. Entre os indivíduos com alto risco para SAOS, 42,3% também apresentavam hipertensão arterial.

A pontuação média da Escala de Sonolência de Epworth (ESS) foi registada como 5,17 ± 2,58. Dos 702 indivíduos, 13 apresentavam formas clinicamente significativas de SAOS, definidas por ressonar pelo menos 3-4 vezes por semana, sonolência diurna excessiva (pontuação ESS ≥ 11) e obesidade (IMC 30 kg/m2). Isto resultou numa prevalência global de SAOS de pelo menos 1,6%, compreendendo 2,4% nos homens e 0,8% nas mulheres.

Os factores de risco estatisticamente significativos para a SAOS incluíam a obesidade, um pescoço grande (17 polegadas nos homens ou 15 polegadas nas mulheres), o alcoolismo e a utilização de sedativos/tranquilizantes. Embora o género masculino e o tabagismo estivessem associados a um risco acrescido de SAOS, estas associações não atingiram significado estatístico.

Em um estudo conduzido por **Vaishya A *et al* (2022)**[13] envolvendo 204 indivíduos que preenchiam os critérios de IMC maior que 25 kg/m^2 , idade igual ou superior a 18 anos e estado não alcoólico, foram observados achados significativos. A pesquisa utilizou o SPSS 16 para a análise dos dados, revelando que a maior prevalência de Apneia Obstrutiva do Sono (AOS) foi identificada em indivíduos classificados como obesos classe 3 (84,61%), na faixa etária de 50-59 anos (85,29%) e no sexo masculino (71,42%) (Tabela 4) (Tabela 5)

O teste do qui-quadrado demonstrou associações com o género masculino, idade superior a 50 anos e um índice de massa corporal (IMC) superior a 30 kg/m2. O estudo, que incluiu 204 indivíduos, indicou uma prevalência de 69,11% de AOS entre a população obesa de Ahmedabad. Além disso, verificou-se que a taxa de prevalência era 5,12% mais elevada nos homens obesos do que nas mulheres.

Quadro 4: Distribuição por género

Gender	Frequency	Percentage
Male	112	54.9%
Female	92	45.1%
Total	204	100%

Tabela 5: Categorização do IMC

BMI	Class	Frequency	Percentage
25 - 29.9	Overweight	78	38.23%
30 - 34.9	Obese -1	64	31.37%
35 - 39.9	Obese - 2	36	17.66%
≥40	Obese - 3	26	12.74%
Total	-	204	100%

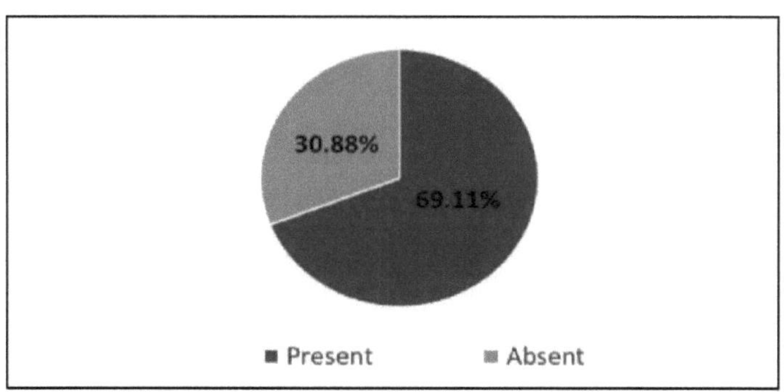

Gráfico 3: % de prevalência de AOS em indivíduos obesos

Peppard E *et al* (2013)[14] estimaram a prevalência de distúrbios respiratórios do sono nos Estados Unidos para os períodos de 1988-1994 e 2007-2010, utilizando dados do Wisconsin Sleep Cohort Study. Os distúrbios respiratórios do sono moderados a graves (índice de apneia-hipopneia, medido como eventos/hora, ≥15) são 10%, entre os homens de 30-49 anos; 17%, entre os homens de 50-70 anos; 3% entre as mulheres de 30-49 anos e 9% entre as mulheres de 50-70 anos. Estas taxas de prevalência estimadas representam aumentos substanciais nas últimas duas décadas (aumentos relativos entre 14% e 55%, consoante o subgrupo).

Heinzer R ***et al*** **(2015)**[15] O índice mediano de apneia-hipopneia foi de 6,9 eventos por hora nas mulheres e 14,9 por hora nos homens. A prevalência de distúrbios respiratórios do sono moderados a graves (≥15 eventos por h) foi de 23,4% nas mulheres e 49,7% nos homens. Após ajuste multivariável, o quartil superior para o índice de apneia-hipopneia (>20·6 eventos por h) foi associado independentemente à presença de hipertensão, diabetes, síndrome metabólica e depressão. (Tabela 6, Figura 4

Tabela 6: Caraterísticas demográficas e clínicas com base na idade e no género

	Total (n=2121)	Men (n=1024)	Women (n=1097)	p value*
Age (years)	57 (49–68)	56 (49–67)	58 (50–69)	0·0263
≥40 to <60	1219 (57%)	613 (60%)	606 (55%)	..
≥60	902 (43%)	411 (40%)	491 (45%)	..
BMI (kg/m²)	25·6 (4·1)	26·2 (3·7)	25·1 (4·6)	<0·0001
Neck circumference (cm)	36·9 (3·9)	39·8 (2·8)	34·1 (2·4)	<0·0001
Waist-to-hip ratio	0·92 (0·07)	0·96 (0·06)	0·88 (0·06)	<0·0001
Alcohol use	560 (26%)	325 (32%)	235 (21%)	<0·0001
Smoking	1210 (57%)	654 (64%)	556 (51%)	<0·0001
Snoring	1164 (55%)	678 (66%)	486 (44%)	<0·0001
Hypertension	877 (41%)	497 (49%)	380 (35%)	<0·0001
Diabetes	212 (10%)	145 (14·%)	67 (6%)	<0·0001
Metabolic syndrome	641 (30%)	366 (36%)	275 (25%)	<0·0001
Epworth score	6 (3–9)	6 (4–9)	5 (3–8)	<0·0001
>10	258 (12%)	143 (14%)	115 (10%)	0·0129
PSQI score	4 (3–7)	4 (3–6)	5 (3–7)	<0·0001
Berlin score ≥2	525 (25%)	315 (31%)	210 (19%)	<0·0001

Data are number of participants (%), median (IQR), or mean (SD). BMI=body-mass index. PSQI=Pittsburgh sleep quality index. *Comparison between men and women.

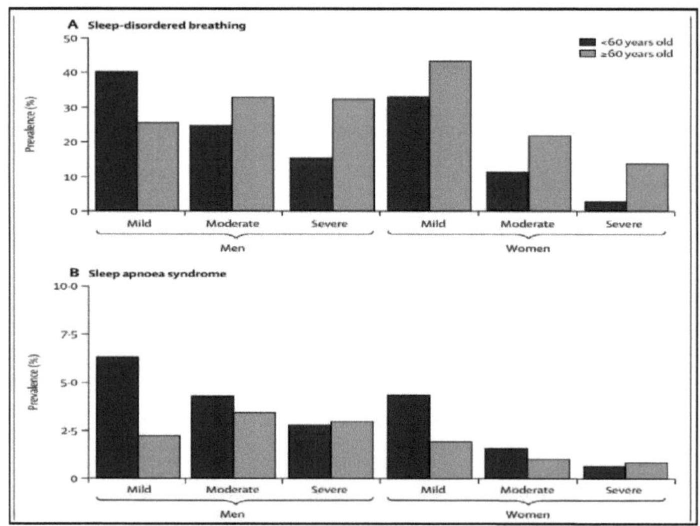

Figura 4: Prevalência dos distúrbios respiratórios do sono e da síndrome da apneia do sono, de acordo com a idade e o sexo

Santillio M *et al* (2021)[16] realizaram o estudo; o objetivo deste estudo era avaliar a prevalência da SAOS. Os diários clínicos de 4659 pacientes foram revistos através de um estudo analítico retrospetivo num único centro. (Figura 5) Foi efectuada uma análise estatística descritiva. Apenas 0,26% dos doentes referiram sofrer de apneia do sono, tendo-lhes sido diagnosticada SAOS. Verificou-se que, dos 4487 doentes, 678 sofriam de hipertensão arterial (14,80%), 188 de doença do refluxo gastro-esofágico (DRGE = 4,10%) e 484 de gastrite (10,78%). (Figura 6,7)

Estes resultados podem estar relacionados com um diagnóstico difícil da SAOS e com a ausência de uma secção dedicada aos distúrbios do sono nos registos médicos. Por conseguinte, a introdução de uma pergunta dedicada aos distúrbios do sono, a administração de questionários (como o questionário STOP-BANG) para o diagnóstico precoce, uma abordagem multidisciplinar e um exame pneumológico poderiam apoiar o dentista na identificação de pacientes em risco de SAOS.[14]

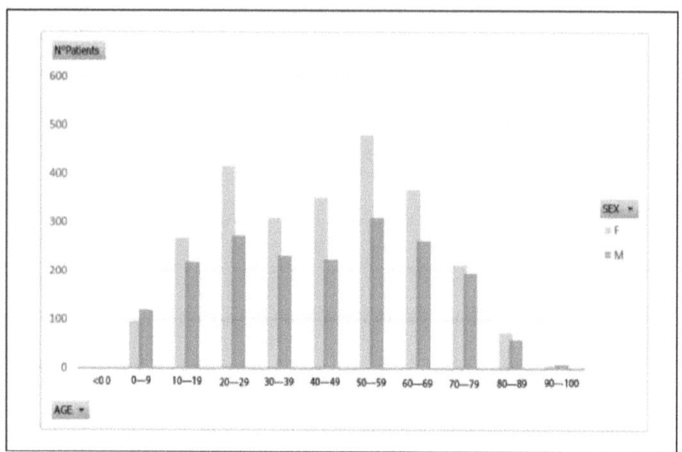

Figura 5: Dados demográficos

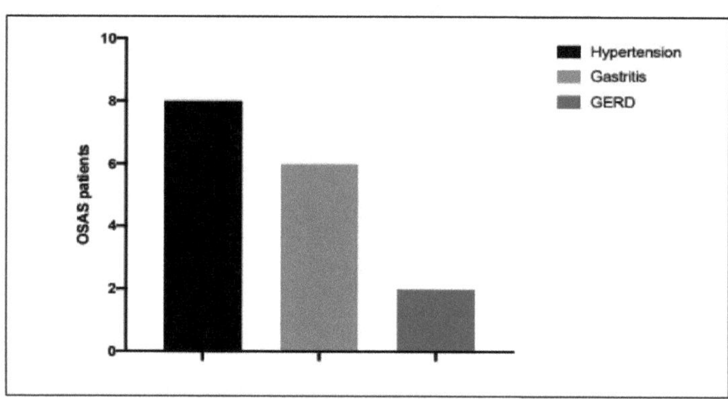

Figura 6: Distribuição das patologias nos doentes com SAOS

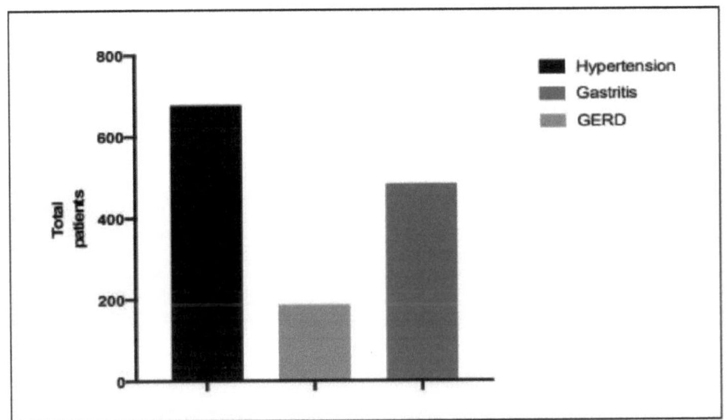

Figura 7: Distribuição das patologias sistémicas nos doentes com AOS

A prevalência da AOS em crianças nascidas prematuramente tornou-se uma preocupação crescente nos últimos anos.[17] **Tapia I *et al* (2016)**[18] afirmaram que 9,6% das crianças de 5 a 12 anos que nasceram prematuras foram diagnosticadas com AOS (Tabela 7). Noutro estudo, os pais relataram que 21% das crianças com idades entre os 8 e os 11 anos que nasceram prematuramente são roncadores habituais, em comparação com 14% das crianças nascidas a termo.[21]

Tabela 7: Factores associados à apneia obstrutiva do sono em ex-bebés pré-termo aos 5-12 anos de idade

Factors associated with obstructive sleep apnea in former preterm infants at age 5-12 y.

	IRR	SE	z	P	IRR 95% CI
Protective factors					
Maternal age 4th quartile (35.2–47.4 y)	0.36	0.12	-3.15	0.002	0.19–0.68
Maternal white race	0.53	0.17	-1.99	0.047	0.28–0.99
Risk factors					
Chorioamnionitis	2.30	0.78	2.45	0.014	1.18–4.50
Multiple gestation	1.70	0.41	2.17	0.030	1.05–2.73

CI, confidence interval; IRR, incidence rate ratio; SE, standard error.

Uma área de crescente preocupação são os problemas neurocognitivos específicos que as crianças pré-termo com distúrbios respiratórios do sono (DRS) apresentam em comparação com as crianças sem DRS. De facto, as crianças nascidas pré-termo com DRS têm pior desempenho nas avaliações cognitivas e académicas do que as crianças com DRS que nasceram a termo.[19]

Têm sido propostas várias razões para o aumento da prevalência da AOS em crianças nascidas prematuras. Uma explicação está relacionada com o desenvolvimento potencialmente anormal dos centros de controlo respiratório, dos pulmões e das vias aéreas. Por exemplo, a obstrução das vias aéreas inferiores secundária a estenose subglótica, laringomalácia ou traqueomalácia ocorre com maior incidência em crianças nascidas prematuramente, devido a intervenções precoces e desenvolvimento anormal[18] . Outra explicação proposta é a taxa relativamente mais baixa de amamentação em bebés prematuros, uma vez que os estudos demonstraram que as crianças amamentadas até aos 5 meses de idade apresentavam menor gravidade de DRS.[20]

Tem sido relatado que existe um componente genético, uma vez que alguns factores de risco, incluindo a obesidade e a estrutura dos tecidos moles das vias aéreas superiores, são herdados geneticamente.[14] O diagnóstico precoce e o planeamento do tratamento são necessários no doente com AOS. Assim, o pedodontista deve ter em mente essa pista para tratar o paciente.

Tregear S *et al* (2009)[21] efectuaram uma revisão sistemática do risco de acidente relacionado com a AOS em condutores de veículos motorizados comerciais (CMV). Os indivíduos com AOS estão claramente expostos a um risco acrescido de acidente. É provável que o rácio médio de acidentes associado à AOS se situe no intervalo de 1,21 a 4,89. As caraterísticas que podem prever o acidente em condutores com AOS incluem o IMC, o índice de apneia e hipopneia, a saturação de oxigénio e, possivelmente, a sonolência diurna.

A AOS pode ocorrer em qualquer grupo etário, mas a prevalência aumenta entre a meia-idade e a idade avançada. A AOS com consequente sonolência diurna ocorre em pelo menos 4% dos homens e 2% das mulheres. Cerca de 24% dos homens e 9% das mulheres apresentam os sintomas respiratórios da AOS com ou sem sonolência diurna. Cerca de 80% a 90% dos adultos com AOS não são diagnosticados. A AOS ocorre em cerca de 2% das crianças e é mais comum em idades pré-escolares.[22]

Fisiopatologia da Apneia Obstrutiva do Sono

Antes de nos debruçarmos sobre os mecanismos intrincados subjacentes à patogénese da Apneia Obstrutiva do Sono (AOS), é essencial explorar primeiro o funcionamento inerente do trato aéreo superior e o caminho desobstruído através do qual o ar flui naturalmente durante a respiração normal.

A via aérea superior destaca-se como uma entidade quase singular no corpo humano, integrando perfeitamente várias funções numa altamente eficaz. A enumeração das funções das estruturas das vias aéreas superiores sublinha esta versatilidade excecional, demonstrando a capacidade de realizar várias tarefas em simultâneo, por vezes quase em simultâneo.

QUADRO 8: Funções das vias aéreas superiores

Functions of the Upper Airway
Mastication
Communication
Breathing
Swallowing
Taste
Smell

A via aérea superior tem a função de servir de canal para os gases inspirados, cumprindo papéis como a humidificação, o aquecimento e o arrefecimento, a perceção sensorial, a geração da fala e a passagem dos alimentos ingeridos. A complexidade e os potenciais conflitos inerentes a estas funções, tais como as exigências simultâneas de falar e comer, tornam bastante surpreendente que as doenças comuns que afectam o mau funcionamento das vias aéreas superiores sejam relativamente difíceis de encontrar.[21]

O trato das vias aéreas superiores desempenha um papel fundamental em várias funções essenciais, contribuindo de forma crucial para a mastigação, comunicação, respiração, deglutição, paladar e olfato. Cada uma destas funções realça o impacto significativo e diversificado que as vias aéreas superiores têm em aspectos fundamentais da existência humana. (Quadro 8)23

É um pouco inesperado reconhecer que a função aparentemente simples de "conduto de gás" das vias aéreas superiores pode contribuir significativamente para a morbilidade e mortalidade. Na AOS, uma convergência de anomalias de controlo anatómicas e neurológicas, que se manifestam durante o sono, dificultam de forma consistente ou até obstruem totalmente o fluxo de gases para os pulmões.

Anatomia das vias respiratórias superiores

O sistema das vias respiratórias superiores é uma estrutura muito complexa que inclui a boca, o nariz, a faringe e a laringe.[2] (Fluxograma 2) A via aérea superior inclui várias estruturas que contribuem para a regulação do fluxo de ar durante a respiração. Na AOS, os episódios repetidos de obstrução parcial ou total das vias aéreas superiores durante o sono provocam perturbações do sono e hipóxia intermitente.

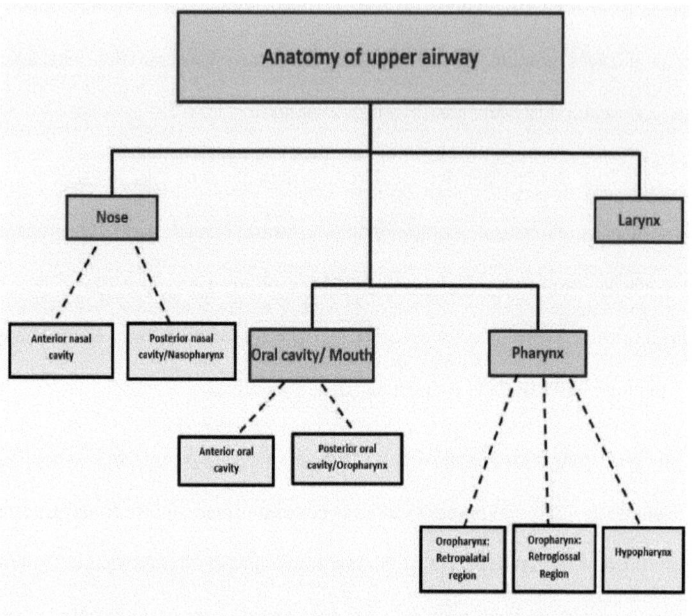

Fluxograma 2: Anatomia das vias respiratórias superiores

Visão geral

O ar que entra no trato respiratório superior segue duas vias possíveis: através das passagens nasais ou da cavidade oral. Quando o ar entra pelas narinas, viaja para trás através da passagem nasal, passando por um processo de aquecimento, filtragem e humidificação. Ao passar pela cavidade nasal, sai por baixo de um arco de tecido linfoide conhecido como adenóides, entrando num espaço distinto chamado nasofaringe. Neste ponto, o fluxo de ar dá uma volta distinta de 90 graus, fundindo-se com o fluxo de ar da boca.

Este fluxo de ar combinado progride então posteriormente através da cavidade oral, entrando na orofaringe. A nasofaringe e a orofaringe unem-se, criando uma via contínua que desce como a faringe e a hipofaringe. Abaixo da abertura glótica, esta via volta a dividir-se, levando ao desenvolvimento do esófago, situado posteriormente, e da traqueia, situada anteriormente.

Para proteger a traqueia durante a deglutição, a epiglote funciona como uma capa protetora. Simultaneamente, as cordas vocais actuam como um mecanismo de fecho, respondendo a estímulos anormais vindos de cima. Em contraste, o esófago não possui uma aba protetora semelhante, dependendo antes de um esfíncter muscular para manter a separação entre o sistema digestivo e a via aérea. (Figura 8)23

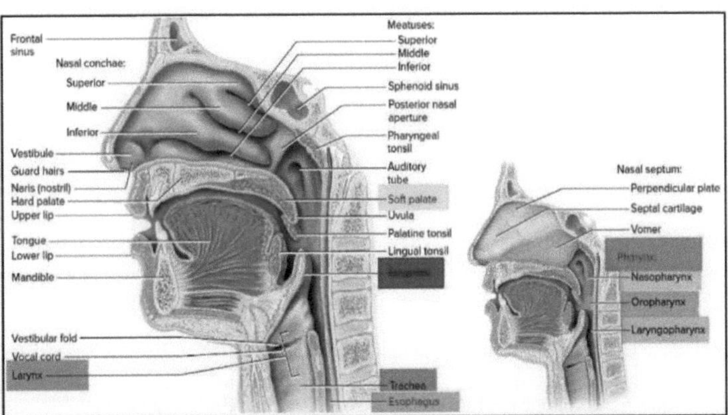

Figura 8: Vista sagital das cavidades nasal e oral

(1) Nariz

O nariz serve para aquecer, humedecer e filtrar o ar que entra no sistema respiratório. O terço do nariz recebe apoio dos ossos nasais emparelhados e da maxila, e os dois terços inferiores são suportados por cartilagem.

(A) Cavidade nasal anterior

As válvulas nasais, situadas na parte anterior do nariz, oferecem resistência para controlar o fluxo de ar nasal e dividem-se em partes externas e internas.

A válvula nasal externa é composta pela columela, o assoalho nasal e a borda nasal. A válvula nasal interna, que é responsável pela maior parte da resistência ao fluxo de ar, está situada na junção da face superior do septo nasal com a cartilagem lateral superior. Embora as narinas estejam orientadas para baixo, elas servem como abertura para uma cavidade nasal cuja maior dimensão está orientada anterior e posteriormente (Figura 9). Em pacientes normais, a obstrução nasal aumenta o número de apneias e hipopneias.[24]

A cavidade nasal é a estrutura mais superior da via aérea superior e está localizada diretamente acima da cavidade oral. O palato duro separa a cavidade nasal da cavidade oral, formando o pavimento da cavidade nasal e o teto da cavidade oral. Ao contrário da cavidade oral, não existe uma estrutura como a língua, que pode mudar de forma e causar obstrução. Consequentemente, o nariz raramente está implicado na patogénese da AOS.

Embora a cavidade nasal em si não seja normalmente o principal local de obstrução na AOS, qualquer bloqueio ou estreitamento das passagens nasais pode contribuir para a resistência global das vias respiratórias. Condições como pólipos nasais, desvio do septo ou rinite crónica podem reduzir o fluxo de ar nasal, fazendo com que o indivíduo respire mais pela boca. A respiração pela boca pode aumentar a probabilidade de colapso orofaríngeo durante o sono, exacerbando a AOS.

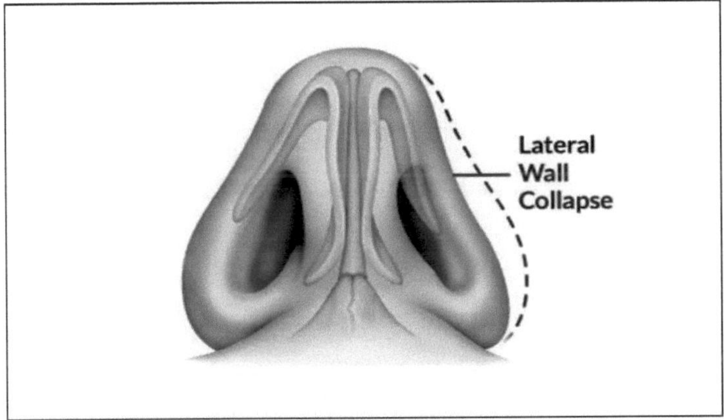

Figura 9: Válvula nasal externa

A obstrução nasal aumenta o número de apneias e hipopneias Os septos nasais desviados, os pólipos, a hipertrofia dos cornetos ou da mucosa devido a alterações do tónus simpático ou a infeção podem ser causas comuns de obstrução nasal. Além disso, as secreções dos seios paranasais podem obstruir ainda mais o fluxo de ar. A obstrução do fluxo de ar nasal, embora raramente implicada na patogénese da apneia do sono, pode agravar a obstrução faríngea existente, aumentando a resistência ao fluxo de ar e causando assim uma maior pressão negativa na faringe.

O nariz contribui para cerca de 50% da resistência total das vias aéreas durante a respiração. O aumento da resistência nasal, especialmente durante o sono, pode levar a um aumento da pressão negativa nas vias aéreas superiores, tornando as vias aéreas mais susceptíveis de colapso.

No entanto, os dispositivos de pressão positiva nasal parecem ter eficácia terapêutica na AOS e são atualmente considerados um pilar da terapia não cirúrgica. A obstrução do fluxo de ar nasal também pode impedir o uso eficaz da pressão positiva contínua nas vias aéreas (CPAP), que demonstrou benefícios na redução dos sintomas obstrutivos.[23]

(B) Cavidade nasal posterior/Nasofaringe

A parte posterior da cavidade nasal muda drasticamente quando passa por baixo de uma massa de tecido linfoide (chamada adenoide) e se junta à nasofaringe localizada posteriormente. Nesta junção, o pavimento da cavidade nasal (palato duro) muda para formar o palato mole e o espaço aéreo faz uma curva de 90° para baixo atrás da ponta posterior do palato mole. Assim, o fluxo de ar que entra pelo nariz desloca-se horizontalmente através da cavidade nasal, passa para a nasofaringe, embate contra a parede posterior da nasofaringe e é direcionado para baixo, passando pela ponta do palato mole, para se juntar ao fluxo de ar da cavidade oral. (Figura 8) Posicionado na junção da cavidade nasal e da nasofaringe está o palato mole, uma aba muscular que pende quase verticalmente e representa o bordo posterior do palato duro. Termina na úvula e é normalmente visível num exame oral de rotina. O palato mole é móvel e é controlado pelo elevador palatino (que eleva o palato) e pelo tensor palatino, que o enrijece. Uma vez que a nasofaringe se situa acima do palato mole e a cavidade oral/orofaringe se situa abaixo, as alterações na posição do palato mole podem fazer com que seja a boca ou o nariz a desempenhar a maior parte das funções de fluxo de ar. Ao relaxar e cair anterior e caudalmente. Os adenóides são uma massa de tecido linfoide localizada na membrana mucosa da parede posterior da nasofaringe (Figura 8). Representam parte do anel de Waldeyer, uma cadeia de segmentos de tecido linfoide que inclui as amígdalas palatinas (na junção da cavidade oral com a orofaringe) e as amígdalas linguais (na base da língua) (Figura 10). O aumento das amígdalas palatinas (quer por hipertrofia quer por infeção) tem sido implicado na AOS, tanto em casos pediátricos[25] como em casos adultos, e, de forma semelhante, o aumento da adenoide pode piorar o fluxo de ar nasal.[23]

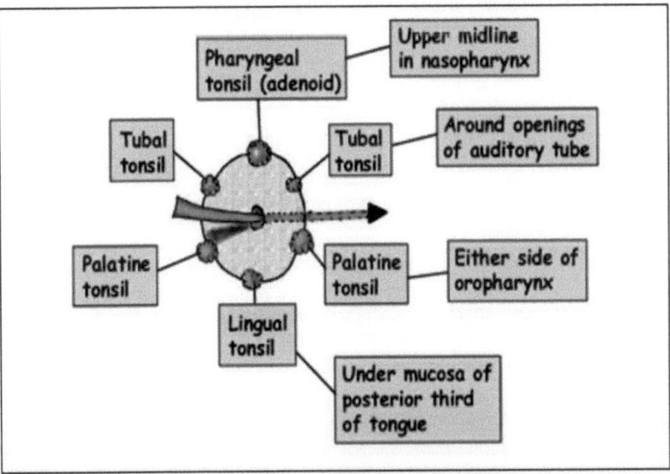

Figura 10: Anel amigdalino de Waldeyer (ou anel linfoide faríngeo)

(2) Boca

(A) Cavidade oral anterior e língua

Os lábios são a primeira estrutura que se encontra ao entrar na cavidade oral. Uma vez dentro da boca, a cavidade oral é grosseiramente delimitada pelo palato duro e mole superiormente (o "teto"), a mucosa lingual inferiormente (o "pavimento"), a mucosa bucal lateralmente de cada lado (paredes) e os pilares anteriores das amígdalas palatinas, que marcam a junção entre a cavidade oral e a orofaringe localizada posteriormente.(Figura 11) Embora o teto e as paredes da cavidade oral sejam estruturas relativamente simples, o pavimento da boca é significativamente mais complicado. Embora a mucosa lingual forme o limite inferior da cavidade oral, encontra-se sob os dois terços anteriores da língua, que ocupa uma grande fração do volume da boca.

A menos que a língua seja levantada durante o exame físico, ela cobre quase completamente a mucosa lingual no exame físico.

Do ponto de vista da permeabilidade das vias aéreas, a língua desempenha um papel fundamental. Na maioria dos estados de consciência farmacologicamente alterados, particularmente na posição supina, a perda do tónus muscular da língua e do pescoço faz com que a língua caia para a faringe posterior, resultando frequentemente em obstrução parcial ou total.[23]

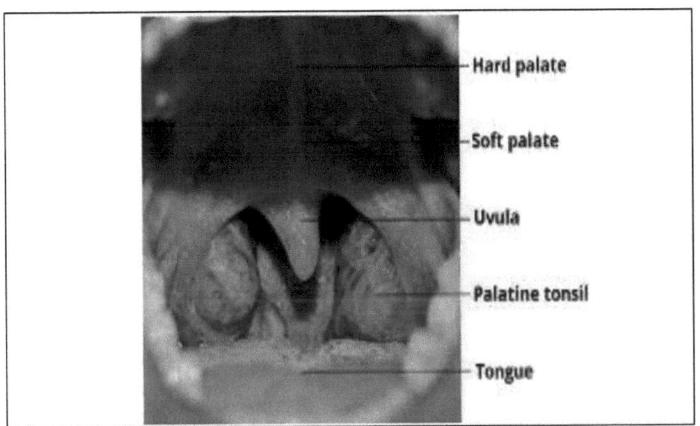

Figura 11: Vista anterior da cavidade oral. com amígdalas hipertrofiadas

A língua é um músculo grande e multifuncional, capaz de uma grande diversidade de movimentos e formas. Pode ser dividida numa porção anterior e posterior, marcada por uma linha de papilas circunvaladas especializadas na sua superfície. A língua posterior tem uma base larga e está ligada ao pavimento da boca. A língua anterior também está ligada ao soalho da boca, mas por um frénulo membranoso muito mais fino e flexível que lhe permite mover-se com quase total liberdade. A nível muscular, a língua é composta por músculos intrínsecos que a ajudam a mudar de forma e por uma série de músculos externos que se ligam ao estiloide (estiloglosso), ao hioide (hioglosso) e à mandíbula (genioglosso) e que lhe permitem deslocar-se na cavidade oral.[23]

(B) Cavidade oral posteriorZOrofaringe

Os estudos imagiológicos estáticos e funcionais da AOS identificaram esta área como o local onde a obstrução ocorre mais provavelmente durante o sono.[26] Muita atenção tem sido dada à avaliação das estruturas anatómicas para fins de diagnóstico e à remodelação cirúrgica para fins curativos.

1. "Orofaringe retropalatal" e "velofaringe". Estes dois termos referem-se à porção da orofaringe situada atrás do palato mole, diretamente abaixo da nasofaringe e posterior à cavidade oral. Esta área forma a parte do "X" onde as cavidades nasal e oral se encontram. É definida anatomicamente pelo palato mole anteriormente (que a separa parcialmente da cavidade oral), os músculos constritores da faringe posteriormente, a nasofaringe superiormente e a orofaringe distal inferiormente. Para este capítulo, os dois termos referir-se-ão à mesma área.

2. "Região retroglossal da orofaringe" e "hipofaringe". Esta porção da orofaringe é geralmente definida como estendendo-se desde a ponta do palato mole até à ponta da epiglote. Está localizada logo abaixo (caudal) da região retropalatal descrita acima. É delimitada anteriormente pela língua posterior e epiglote, superiormente pela orofaringe retropalatal, inferiormente pelo esófago e laringe e posterior e lateralmente pelos constritores da faringe. Para este capítulo, os dois termos referir-se-ão à mesma área.

As paredes da cavidade são formadas pelo músculo palatoglosso, que forma um arco anterior, e pelo músculo palatofaríngeo, que forma um arco semelhante ligeiramente mais posterior, e pelas amígdalas palatinas que se situam entre eles. Estes retalhos podem ser facilmente observados no exame físico e as amígdalas palatinas grandes representam uma predisposição anatómica clara (e corrigível) para a apneia do sono.[27]

(3) Faringe

Do ponto de vista da AOS, a faringe (composta pela orofaringe e nasofaringe, como descrito acima) é a estrutura mais importante da via aérea superior. Muitos dos procedimentos cirúrgicos utilizados para tratar a apneia do sono são efectuados na faringe superior, onde a cavidade nasal se junta à nasofaringe e a cavidade oral se junta à orofaringe, o que torna a identificação de anomalias anatómicas nesta área particularmente importante.

Em doentes normais, este tubo tem uma secção transversal oval, com a dimensão longa orientada de medial para lateral. Imediatamente acima do palato mole encontra-se a nasofaringe, e imediatamente abaixo do palato mole encontra-se a cavidade oral posterior. Ao nível do palato mole, a faringe comunica com a nasofaringe superior e com a cavidade oral anterior, recebendo o fluxo de ar. Esta região superior da faringe (imediatamente abaixo da nasofaringe e acima da epiglote) é geralmente designada por orofaringe e divide-se em região retropalatal (a área adjacente ao palato mole) e região retroglossal (da margem distal do palato mole até à base da epiglote).[23]

(A) Orofaringe: Região retropalatal

A este nível, a parede anterior da orofaringe, de orientação vertical, é formada pelo palato mole e pela língua, e a parede posterior é formada pelos músculos constritores da faringe (superior, médio e inferior).

As paredes laterais da faringe variam anatomicamente em pacientes com apneia do sono e parecem ter um papel importante na alteração da forma da via aérea superior. A variabilidade no tamanho das paredes laterais da faringe ao nível retropalatal está claramente associada à apneia do sono. Estudos de imagem em pacientes com apneia do sono demonstram aumento das paredes laterais e consequente estreitamento do espaço aéreo orofaríngeo.[23]

Os estudos de ressonância magnética (RM) indicam que este aumento se deve, em parte, ao aumento geral do tecido e, em parte, a almofadas de gordura parafaríngeas maiores. Num estudo de 2003, um aumento de um DP na espessura da parede lateral da faringe foi associado a um risco 2-3 vezes maior de apneia do sono.[28]

(B) Orofaringe: Região retroglossal

A área retroglossal da orofaringe estende-se desde a ponta do palato mole superiormente até à base da epiglote inferiormente. A área da secção transversal da faringe é geralmente maior na área retroglossal do que na área retropalatal, mas também tem sido implicada na patogénese da AOS.

Em primeiro lugar, estudos de tomografia computorizada (TC) demonstram que o tamanho da secção transversal da faringe retroglossal é menor em doentes com apneia do sono do que em indivíduos normais.[29] Em segundo lugar, a monitorização contínua das pressões das vias aéreas durante a polissonografia nocturna demonstra uma divisão aproximadamente uniforme entre a obstrução na área retropalatal e na área retroglossal e, além disso, que durante o sono de movimento rápido dos olhos (REM) a obstrução das vias aéreas ocorreu a um nível mais caudal do que durante o sono não REM (NREM).[30]

(C) Hipofaringe

A hipofaringe torna-se contígua ao esófago e a laringe divide-se anteriormente com as cordas vocais localizadas imediatamente abaixo da epiglote. Embora a obstrução ocorra claramente em pacientes anatomicamente normais na região retroglossal, a obstrução ao nível da epiglote ou abaixo dela é geralmente menos frequente. No entanto, nesta região, as anomalias anatómicas podem desempenhar um papel significativo no aumento da probabilidade de obstrução das vias aéreas.[23] Três estruturas que podem ter uma influência demonstrada na incidência da apneia do sono são a língua, a amígdala lingual e a epiglote (Figura 8)

O tamanho da língua e as anomalias da amígdala lingual também podem predispor à obstrução do fluxo de ar. A amígdala lingual é uma massa de tecido linfoide que se situa na base da língua, imediatamente acima da epiglote. Normalmente não é visível no exame oral de rotina e faz parte do anel de Waldeyer, descrito anteriormente como o anel de tecido linfoide que serve para filtrar potenciais agentes patogénicos. (Figura 10)

Também é fácil ver anatomicamente como a hipertrofia da tonsila lingual pode afetar o tamanho da área retroglossal. Em pacientes pediátricos com síndrome de Down, por exemplo, a hipertrofia da amígdala lingual está correlacionada com a gravidade da apneia do sono, e a ressecção do tecido lingual melhora os sintomas obstrutivos.[23]

(4) Laringe

A laringe abrange esta área, delimitada superiormente pela epiglote, inferiormente pelas cordas vocais e lateralmente pelas pregas ariepiglóticas que trabalham em conjunto com a epiglote para fechar a via aérea inferior aos alimentos e à água. Esta região tem três funções básicas: fonação, proteção das vias aéreas inferiores e trocas gasosas. As anomalias desta zona raramente estão associadas à AOS.

Anatomicamente, a redundância da mucosa na área da prega aritenoide-ariepiglótica tem sido associada à apneia do sono, embora o mecanismo de obstrução do fluxo de ar inspiratório não seja claro. Do ponto de vista funcional, as anomalias da função das cordas vocais são fortes causas potenciais de apneia do sono, mas só raramente desempenham um papel significativo. A paralisia bilateral das cordas vocais, por exemplo, está associada ao ressonar, mas não parece estar associada a apneia do sono sintomática .[23]

A via aérea superior é a parte do sistema respiratório situada entre as narinas ou os lábios e a traqueia e contribui de forma importante para a resistência respiratória global e para o condicionamento do ar inspirado.

A complexidade e a miríade de funções das vias aéreas superiores, no entanto, impedem a identificação imediata da localização, da fonte e do mecanismo da obstrução ao fluxo aéreo inspiratório.

A maioria dos casos de AOS envolve a porção relativamente pequena da faringe delimitada superiormente pela nasofaringe e inferiormente pela ponta da epiglote. Funcionalmente, as anomalias desta área incluem perda do tónus muscular da língua, perda do tónus muscular nos músculos constritores da faringe, predispondo ao colapso das vias aéreas durante a inspiração, e anomalias na função da epiglote.

Estima-se que 90% dos pacientes com apneia do sono permaneçam sem diagnóstico.[31] A incapacidade de visualizar os aspectos anatómicos conhecidos da via aérea superior e a apresentação clínica variável contribuem para a dificuldade do diagnóstico.

A fisiopatologia da AOS em crianças é uma interação complexa entre uma via aérea predisposta ao colapso e a compensação neuromuscular. As medidas anatómicas do lúmen das vias aéreas, dos tecidos moles e do esqueleto são de importância crítica para o desenvolvimento da AOS, embora não sejam completamente responsáveis pelo padrão de distúrbios respiratórios do sono. Isto indica um papel para outros determinantes da permeabilidade das vias aéreas, tais como a ativação neuromuscular, o controlo ventilatório e o limiar de excitação.

Patogénese da apneia obstrutiva do sono

História e introdução da patogénese da AOS:

Antes de 1978, as investigações relacionadas com a patogénese da apneia obstrutiva do sono centravam-se na síndrome da obesidade-hipoventilação (SHO). Na altura, a SHO era uma doença associada a muitas teorias de patogénese, mas havia pouco apoio forte para qualquer uma delas. Em meados dos anos 60, **Gastaut H *et al* (1969)** 3[2,33] , foram os primeiros a descrever a apneia obstrutiva do sono em doentes. Nos anos que se seguiram, surgiram vários relatórios que demonstravam a reversão bem sucedida da síndrome de hipoventilação da obesidade (SHO) após o tratamento da apneia obstrutiva do sono. A partir de agora, a AOS será utilizada para representar todo o espetro de eventos obstrutivos relacionados com o sono: apneias, hipopneias e despertares relacionados com o esforço respiratório). Um estudo de referência publicado por **Remmers J *et al* (1978)**[34] demonstrou que os eventos de AOS eram acompanhados por uma via aérea superior fechada e que a pressão negativa da faringe atrás da língua impedia o movimento da língua para a frente, causando asfixia. Esta situação continuava à medida que o recrutamento dos músculos dilatadores das vias aéreas, mediado pela excitação, abria as vias aéreas, com um aumento da atividade anterógrada da língua associado à excitação.[49] Estas descobertas mudaram o foco da investigação fisiológica para examinar a patogénese da AOS com ou sem SHO: tentar compreender porque é que a faringe é estreita, como é que isto afecta o fluxo de ar, as circunstâncias da ativação dos músculos da faringe e o mecanismo dos despertares.[35]

A teoria mais aceite relativamente à patogénese da apneia obstrutiva do sono (AOS) centra-se numa deficiência anatómica das vias aéreas superiores. Embora existam tanto uma teoria neural como uma teoria anatómica, estas duas teorias não se excluem mutuamente. A premissa básica da teoria anatómica é que a via aérea superior é uma estrutura colapsável e que os factores anatómicos anormais das VAS (vias aéreas superiores) aumentam a colapsabilidade, resultando na AOS. A teoria neural da AOS afirma que a mudança da vigília para o sono pode resultar numa redução suficiente da atividade muscular para provocar o colapso das vias aéreas superiores e a AOS.[36]

Função em relação à anatomia das vias aéreas superiores:

As adaptações para a fala resultaram numa via aérea superior mais predisposta ao colapso e, consequentemente, suscetível à AOS. A AOS é uma doença predominantemente humana e é claramente invulgar noutros membros do reino animal.[37] Na anatomia comparada, a via aérea superior humana é relativamente única na medida em que o osso hioide, um local de ancoragem fundamental para os músculos dilatadores da faringe, não está rigidamente ligado a estruturas esqueléticas. Noutros mamíferos, o osso hioide está ligado aos processos estilóides do crânio através de fixações rígidas. A perda da fixação do osso hioide às estruturas ósseas adjacentes conduz a uma via aérea superior colapsável única que carece de suporte rígido por cartilagem ou osso.

Lúmen das vias aéreas superiores:

O tamanho passivo do lúmen da VAS (Via Aérea Superior) é função dos tecidos moles (língua, paredes da faringe, tecido adiposo) que ocupam o espaço formado pela estrutura óssea craniofacial.[38] O tamanho deste recinto ósseo pode ser reduzido por hipoplasia ou retrodeslocamento de certas estruturas craniofaciais, sendo a redução do comprimento da mandíbula um fator importante. As malformações congénitas da mandíbula e/ou das estruturas maxilares estão presentes em mais de 50 síndromes, como a síndrome de Treacher Collins e Pierre Robin, e predispõem à AOS ao aglomerar os tecidos moles da UA num compartimento ósseo mais pequeno.[23] Os estudos cefalométricos demonstraram anomalias mais subtis em doentes com AOS, tais como uma mandíbula mais curta e deslocada para trás, uma deslocação medial dos ramos mandibulares e uma deslocação inferior do osso hioide. A posição da mandíbula difere com a boca aberta ou fechada. A boca aberta favorece o colapso da UA ao reduzir o tamanho do recinto ósseo. Alternativamente, um aumento nos tecidos moles que circundam a via aérea resultará numa redução do lúmen da VAS.[23]

Tecidos moles das vias aéreas superiores:

Schwab R *et al* (1995)[39] salientaram a importância de avaliar os tecidos que rodeiam a via aérea para compreender a causa do estreitamento e colapso da VAS, ou seja, "avaliar o donut e não o buraco no donut".[39] Outros estudos sobre as estruturas dos tecidos moles e a AOS sugeriram que a inflamação e/ou o edema devido ao traumatismo dos tecidos provocado pela AOS podem ter um papel importante na ampliação dessas estruturas. Por conseguinte, o maior volume de tecidos moles observado nos apneicos do sono pode ser o resultado e não a causa da AOS. Alternativamente, o aumento dos tecidos moles pode preceder e contribuir para o desenvolvimento da AOS, estreitando a via aérea dos AU. Outras estruturas de tecidos moles também têm sido implicadas na AOS. A hipertrofia adenotonsilar pode contribuir para a AOS através do estreitamento do lúmen da VAS, especialmente em crianças, onde a adenotonsilectomia é um tratamento eficaz. A pressão venosa jugular elevada com distensão das veias jugulares tem sido proposta como um mecanismo de estreitamento das VAS, embora as provas estejam a evoluir.[40]

Outros factores anatómicos

Forma das vias respiratórias superiores:

O formato da VAS também pode contribuir para o colapso da VAS. Estudos volumétricos de ressonância magnética sugeriram que os pacientes com AOS têm uma via aérea faríngea oval com o eixo longo na orientação antero-posterior, em oposição ao eixo curto na orientação antero-posterior em controlos normais.[23] **Leiter J *et al* (1996)**[41] teorizou que esta orientação coloca os músculos dilatadores das VAS em desvantagem mecânica para manter a permeabilidade das VAS.

Pevernagie D *et al* (1995)[42] utilizando TC também demonstraram que a dimensão lateral é o que muda em pacientes com AOS posicional, com o menor tamanho do lúmen associado à posição supina.

Comprimento das vias aéreas superiores

O comprimento da VAS pode afetar a colapsabilidade da VAS com base na equação de Poisseuille, em que a resistência está linearmente relacionada com o comprimento do tubo. Em humanos, a orofaringe é relativamente longa e, portanto, tende a ter uma resistência maior e pode ser mais predisposta ao colapso com base nisso.[37] A cefalometria demonstrou uma UA mais longa na AOS do que em indivíduos normais. **Malhotra A *et al* (2002)**[43] , utilizando a RMN, observaram que, em indivíduos acordados, os homens apresentavam um maior comprimento das vias respiratórias (do topo do palato duro até à base da epiglote) em comparação com as mulheres. As vias aéreas mais longas eram mais colapsáveis no seu modelo de elementos finitos da VAS, o que levou a sugerir que o maior comprimento da VAS nos homens pode ser um fator que explica a predisposição masculina para o colapso da faringe.

Obstrução nasal

O aumento da resistência provocado por um desvio do septo nasal ou por edema e inflamação da mucosa pode contribuir para a AOS. A AOS pode ser induzida por obstrução nasal e a terapêutica dirigida à obstrução nasal, como os esteróides intranasais para a rinite alérgica ou a cirurgia para o desvio do septo nasal, pode reduzir a gravidade da AOS. No entanto, a magnitude do efeito é variável e geralmente pequena. [65,66] Um mecanismo pelo qual a obstrução nasal pode predispor à AOS é o facto de provocar uma mudança para a respiração pela boca aberta, o que leva a uma via aérea mais colapsável. A obstrução nasal, ao aumentar a pressão negativa faríngea, também pode tornar a VAS mais colapsável ao aumentar esta força de colapso.[44]

COLAPSO DAS VIAS AÉREAS SUPERIORES

Locais de colapso

A região retropalatal é o local mais comum de colapso da VAS. Usando visualização endoscópica, num estudo de coorte de 64 pacientes com AOS, observou-se que a região retropalatal era o local primário de estreitamento em 81% dos pacientes. O estreitamento foi definido como uma redução >75% na área da secção transversal. Para além do estreitamento retropalatal, foi observado um estreitamento retroglossal e hipofaríngeo >75% em 38% e 22% dos doentes, respetivamente. Também foram observados locais secundários de estreitamento (redução de 2575% na área da VAS) em poucos indivíduos. Os registos da pressão faríngea confirmam que a região retropalatal é o principal local de colapso.

Watanabe T *et al* (2002)[38] demonstraram que os locais de colapso da VAS diferem consoante o habitus corporal (presença de obesidade) e as anomalias craniofaciais. O colapso da velofaringe foi associado à obesidade e o colapso da velofaringe e da orofaringe foi associado a anomalias craniofaciais.

Colapsibilidade na Apneia Obstrutiva do Sono

Dado que a VAS é uma estrutura tubular colapsável, um modelo de resistência de Starling da VAS pode ser aplicado para modelar os efeitos das mudanças na pressão sobre o fluxo e a colapsabilidade. O modelo de resistência de Starling implica que a pressão negativa a jusante (ou seja, traqueal) pode reduzir o tamanho da VAS, mas geralmente não colapsa a via aérea. Assim, é a Pus (a pressão a montante do segmento em colapso) e/ou a Pout (que representa a pressão dos tecidos e a complacência da parede da faringe e o efeito dos músculos da VAS) que devem ser alteradas para afetar a permeabilidade da via aérea[44] (Figura 12) **Schwartz A et al (1985)[45]** mediram a Pcrit, a pressão crítica à qual a VAS colapsa, como forma de quantificar a colapsabilidade. A Pcrit foi comparada em indivíduos normais, roncadores e com AOS. Agrupando os dados de vários estudos, Schwartz e colaboradores propuseram o modelo de um espetro de valores de Pcrit que aumenta com o grau de distúrbio respiratório do sono. A Pcrit de -8 cm H2O ou menos estava presente em pessoas normais. À medida que a Pcrit aumenta progressivamente para valores superiores à pressão atmosférica, verifica-se um aumento da gravidade dos distúrbios respiratórios do sono, desde o ronco (-8 a -4 cm H2O), às hipopneias obstrutivas do sono (-4 a 0 cm H2O) e, finalmente, às apneias (Pcrit > 0 cm H2O).[44,45]

Tem-se argumentado que a Pcrit pode ser influenciada pela atividade muscular, bem como pela anatomia. Embora tenham sido utilizadas diferentes técnicas (activas ou passivas) para avaliar a Pcrit, esta é geralmente um produto das interações entre a pressão dos tecidos moles, a complacência da parede faríngea e a atividade muscular da VAS, fornecendo assim uma medida da influência dos factores anatómicos na colapsibilidade de um indivíduo. As principais forças de colapso são a pressão dos tecidos que rodeiam a via aérea e a pressão intraluminal.

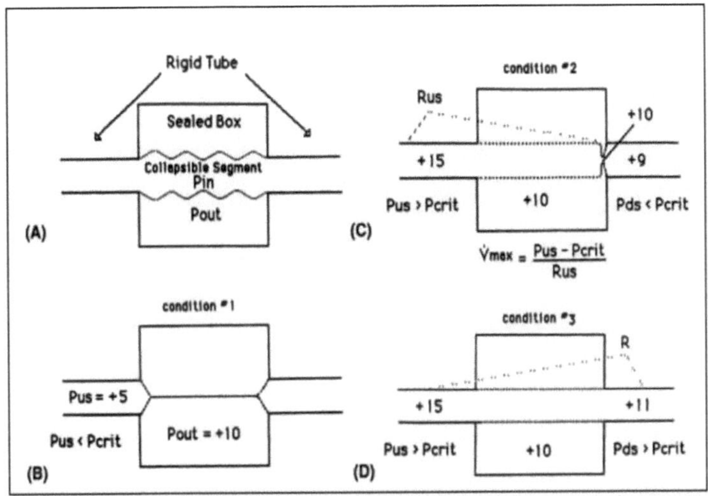

Figura 12: Ilustra o modelo de um tubo rígido com um segmento dobrável interposto numa caixa selada.

Em (A), a pressão dentro do segmento rebatível (Pin) e a pressão fora do segmento rebatível dentro da caixa (Pout) são identificadas. Em (B), Pout = +10 cm H2O e a pressão a montante do segmento rebatível (Pus) é igual a +5 cm H2O. Porque Pin (+5 cm H2O) é menor que Pout, o segmento colapsável (Pus) permanece colapsado e ocluído. As partes (C) e (D) ilustram a adição de +15 cm H2O ao lado a montante do segmento colapsável (Pus). Em (C), a pressão dentro do tubo a jusante do segmento colapsável (Pds) é de +9 cm H2O (< Pcrit, a pressão crítica do segmento colapsável) e o segmento colapsável colapsa ou vibra para manter a pressão intraluminal na sua extremidade a jusante em +10 cm H2O (Pcrit). Em (D), Pds é + 11 cm H2O (> Pcrit) e o segmento colapsável está amplamente aberto. (Figura 12)

Os principais mecanismos de proteção consistem nas forças de dilatação e de endurecimento da VAS dos músculos da VAS. Para excluir o efeito da atividade muscular, Isono et al. estudaram a Pciose, a pressão à qual a VAS colapsava, observada por endoscopia faríngea sob anestesia geral com paralisia neuromuscular. Neste estudo, foram avaliados 40 doentes com apneia do sono, subdivididos num grupo de AOS ligeira e grave, e 17 controlos normais. O seu trabalho foi consistente com os resultados de **Isono S *et al* (1997)**[46] em que a pressão de fecho é positiva na apneia do sono (AOS ligeira 1 cm H2O, AOS grave 3 cm H2O) e negativa nos controlos normais (-4 cm H2O).

TEORIA DO COLAPSO DAS VIAS AÉREAS SUPERIORES

O momento do estreitamento da VAS antes do colapso não se limita apenas à fase inspiratória, mas também está presente durante a expiração final. Isso é apoiado por várias linhas de evidência. Em primeiro lugar, os estudos de resistência da VAS demonstraram que o colapso das vias aéreas pode ocorrer tanto durante a inspiração como durante a expiração. Utilizando estudos endoscópicos, **Morrell M *et al* (1998)**[47] demonstraram que, na AOS, há uma redução progressiva da área da secção transversal expiratória final nas respirações que precedem o colapso da VAS associado a uma apneia obstrutiva. Além disso, as pressões esofágicas foram significativamente menos negativas quando o colapso da VAS ocorreu do que durante as respirações anteriores, o que implica que a pressão negativa não foi a causa do colapso da VAS ou da apnéia. Achados semelhantes de redução expiratória final no tamanho do lúmen da VAS usando estudos dinâmicos de TC foram relatados por **Schwab R *et al.* (1993)**.[48] Os autores utilizaram esta técnica de imagem dinâmica para descrever 4 fases do ciclo respiratório em relação à área de secção transversal da VAS em pacientes com AOS acordados e em indivíduos normais.[75] No início da inspiração (fase 1), verifica-se um ligeiro aumento do tamanho dos AU, que permanece estável durante o resto da inspiração (fase 2). Durante o início da expiração (fase 3), há um aumento maior no tamanho da UA, relacionado com a pressão positiva das vias aéreas na expiração. Finalmente, durante a expiração final (fase 4), há uma grande queda no tamanho do AU para o seu nível mais pequeno. Pensa-se que a redução do tamanho da AU no final da expiração está relacionada com o declínio da pressão positiva das vias aéreas durante a expiração e com a perda de atividade muscular inspiratória fásica para suportar a AU. A principal explicação para a redução do tamanho dos AU é o facto de o impulso respiratório ser mais baixo no final da expiração. Além disso, o volume pulmonar é mínimo no final da expiração, o que pode contribuir para o comprometimento da faringe nessa parte do ciclo respiratório.[23]

NOVAS TEORIAS DO COLAPSO DA VIA AÉREA SUPERIOR (Figura 13)

Volume do pulmão

O volume pulmonar pode afetar a colapsabilidade dos AU, independentemente da atividade muscular dos AU. A diminuição do volume pulmonar expiratório final resulta no aumento da colapsabilidade do AU, enquanto o aumento do volume pulmonar tem o efeito oposto. Van de Graaff demonstrou, num modelo de cão, que existiam vários mecanismos potenciais subjacentes aos efeitos do volume pulmonar, incluindo o endurecimento dos AU através da tração traqueal do pulmão e das estruturas mediastínicas, bem como o gradiente de pressão que se desenvolve com a inspiração. Posteriormente, outros trabalhadores reproduziram estes resultados em seres humanos.[26]

Heinzer R *et al* (2005)[49] quantificaram o efeito das alterações do volume pulmonar na colapsabilidade da UA durante o sono, utilizando o nível de CPAP necessário para evitar a limitação do fluxo como um marcador de substituição da colapsabilidade.8[0] Os autores demonstraram que alterações relativamente pequenas no volume pulmonar resultaram em grandes alterações no nível de CPAP. Os requisitos de CPAP diminuíram em 7 cm H2O e aumentaram em 5 cm H2O para alterações no volume pulmonar de +421 ml e -567 ml, respetivamente. Há várias implicações importantes decorrentes deste estudo. Estes dados sugerem que o efeito terapêutico do CPAP resulta não só do efeito de splinting da UA, mas também das alterações do volume pulmonar.

com base na redução da Pcrit, sendo a diminuição dos depósitos de gordura à volta do pescoço o mecanismo presumido. No entanto, a perda de peso pode ter um efeito significativo na capacidade residual funcional (CRF) e nos volumes pulmonares, o que, por si só, pode levar a uma redução da colapsabilidade da AU. As alterações no tamanho da UA durante o ciclo inspiratório-expiratório[71,74] podem ser parcialmente mediadas por alterações no volume pulmonar.[48]

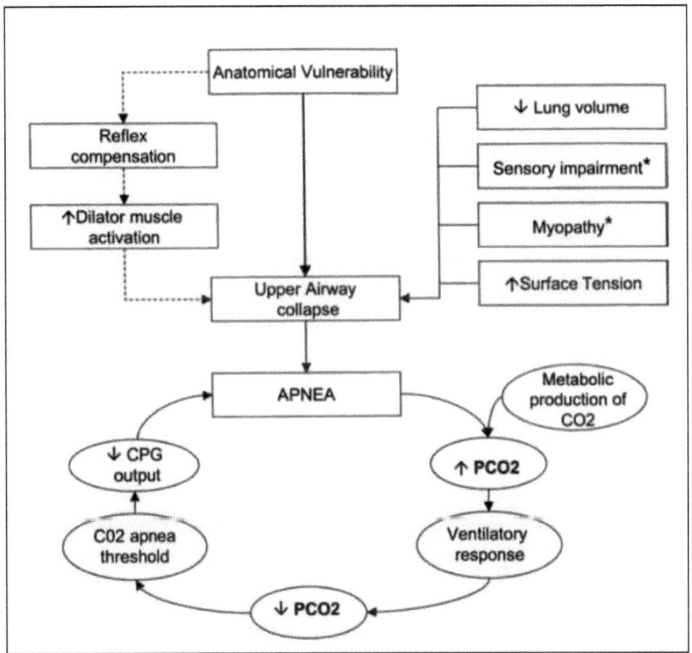

FIGURA 13: Modelo concetual proposto para a patogénese da apneia obstrutiva do sono (AOS) durante o sono. A anatomia deficiente das vias aéreas superiores (VAS), combinada com a diminuição dos reflexos protectores induzida pelo sono, resulta no colapso das VAS e na AOS. CPG, (gerador de padrão central)

Para além da anatomia, a diminuição do volume pulmonar, a deficiência sensorial, a miopatia e o aumento da tensão superficial podem contribuir para aumentar a colapsabilidade da VAS, quer diretamente, quer através da diminuição da compensação neuromuscular reflexa (RNC) (pode afetar a RNC). A compensação reflexa para a anatomia deficiente (setas tracejadas e caixas no lado esquerdo) actua para evitar o colapso da VAS durante a vigília e pode contribuir para manter a permeabilidade da VAS durante o sono. Embora não seja ilustrado por simplicidade, um limiar de excitação elevado leva à fragmentação do sono e deixa uma quantidade de tempo insuficiente para a RNC ocorrer. Um aumento do ganho do circuito (representado pelas elipses, ver texto para mais informações) pode agravar a AOS, uma vez que a resposta ventilatória a um distúrbio respiratório (neste caso, apneia) é excessiva e leva à perda de saída do gerador de padrões centrais respiratórios e a mais ciclos de apneias obstrutivas. (Figura 13)

Impulso respiratório e permeabilidade das vias aéreas superiores

O impulso respiratório é um fator importante na manutenção da permeabilidade da VAS. A apneia central, uma situação definida pela perda do impulso respiratório, está associada ao estreitamento ou colapso da VAS.[83,84] **Badr M *et al.* (1995)**[50] demonstraram que a maioria das apneias centrais, induzidas por hipocapnia ou espontâneas, está associada à oclusão completa da faringe.

Ganho de loop

Younes M ***et al. (2001)***[51] desenvolveram um método, utilizando a ventilação assistida proporcional, para quantificar o grau de instabilidade do controlo ventilatório ou o ganho do circuito. O ganho de ciclo (LG) descreve a propensão de um sistema controlado por ciclos de feedback, como o sistema de controlo químico respiratório, para desenvolver um comportamento periódico instável.[51] O ganho de malha pode ser definido como o rácio da resposta ventilatória a uma perturbação. No contexto da AOS, isto representa a resposta ventilatória a uma apneia ou hipopneia.2[3]

Ganho de Loop (LG) na Apneia Obstrutiva do Sono

- O LG é mais elevado na AOS grave do que na AOS ligeira[47] ou em controlos normais.
- Um LG mais elevado indica uma maior tendência para a respiração periódica, levando à flutuação do impulso respiratório e à alteração do tamanho da UA.

- A importância do LG na AOS deve estar correlacionada com a gravidade da AOS com base no IAH.

Impacto do LG na gravidade da apneia

- **Wellman A** ***et al*** **(2004)**[52] estudaram doentes com AOS, estratificados em 3 grupos com base na Pcrit (colapsabilidade anatómica).
- O LG teve um impacto significativo na gravidade do IAH ($r = 0,88$, $p = 0,002$) no grupo AOS com Pcrit entre -1 cm H2O e 1 cm H2O.
- O compromisso anatómico grave (Pcrit > 1 cm H2O) limita a influência do LG devido ao colapso das vias aéreas, mascarando flutuações subtis.
- A menor vulnerabilidade (Pcrit < -1 cm H2O) também limita o impacto da LG, uma vez que a colapsabilidade da UA só ocorre com uma pressão inferior a -1 cm H2O.
- A anatomia limítrofe ou "intermédia" (Pcrit -1 a 1 cm H2O) permite que o LG desempenhe um papel central na gravidade da AOS, alterando o impulso respiratório e o tónus muscular dos AU.

Componentes de ganho de laço:

Ganho de plantas:

- Rácio entre a alteração do CO_2 e a alteração da ventilação.
- Afetado pelos níveis de CO_2, correspondência V/Q e FRC.
- As condições que conduzem a uma grande quantidade de CO_2 excretado para um determinado nível de ventilação representam um elevado ganho para as plantas.

Ganho do controlador:

- Rácio entre a alteração da ventilação e o CO_2 detectado pelos quimiorreceptores.
- Afetado pela quimiossensibilidade, mecânica pulmonar e força muscular respiratória.

- A pressão positiva de dois níveis nas vias aéreas aumenta o ganho do controlador ao melhorar a alteração da ventilação para um determinado nível de CO_2.
- Afetado por hipoxia, insuficiência cardíaca e aumento das pressões vasculares pulmonares.[52]

Ganho de mistura:

- Atraso relacionado com a mistura de gases no sangue e com o atraso circulatório desde os capilares pulmonares até aos quimiorreceptores.
- Não é um fator importante na AOS, em que o tempo de circulação é

semelhante na maioria dos doentes com AOS, a menos que exista uma insuficiência cardíaca sobreposta.[52]

Compensação neuromuscular durante o sono

Durante o sono, a maioria dos doentes com AOS tem períodos de respiração estável. Foi demonstrado que os músculos dos AU respondem, embora em menor grau do que durante a vigília, à pressão negativa, CO_2 e carga resistiva durante o sono.[23] Utilizando uma técnica de CPAP "dial down" para avaliar a colapsabilidade passiva, **Younes M *et al.* (2003)**[53] (demonstraram que os factores não anatómicos são responsáveis pela maior parte da variabilidade da gravidade da AOS. Younes propôs que é a capacidade de recrutar os músculos dos AU, ou a "eficácia compensatória", que é o fator chave para determinar a gravidade da AOS. Esta hipótese continua a ser especulativa, sendo necessário mais trabalho para avaliar a importância da eficácia compensatória e da gravidade da AOS.

Limiar de excitação

- Determinado pelo esforço ventilatório, não pela hipoxia ou hipercapneia
- Grande variação interindividual no esforço ventilatório para a excitação.
- Um limiar de excitação baixo pode levar a que se acorde demasiado cedo após o estreitamento ou colapso da UA, afectando o recrutamento dos músculos da UA.
- Os despertares podem contribuir para a hiperventilação e o overshoot ventilatório com hipocapnia, tornando-se um fator de desestabilização.[23]

Défices motores e sensoriais

O colapso recorrente da UA pode levar a lesões nervosas e musculares:

- Trauma mecânico de alterações de pressão, vibração dos tecidos e contracções musculares excêntricas.
- Aumento da ativação dos músculos dos UA, podendo causar miopatia ou lesões musculares.
- As miopatias ou lesões musculares podem reduzir a eficácia da geração de força muscular para dilatar a UA.
- Na AOS, as fibras musculares GG mudam para uma predominância de fibras de contração rápida do tipo II, que são mais sensíveis à fadiga.[23]
- Este desvio não está presente no GG de pacientes tratados com CPAP.
- São observadas evidências de aumento da fatigabilidade in vitro e uma mudança na atividade das enzimas glicolíticas.[23]
- A inflamação predominante dos linfócitos T está presente não só na mucosa (CD4 e CD8), mas também envolve o músculo (principalmente CD4) da UA na AOS.[54]
- Esta inflamação está associada a evidências de desnervação dos músculos, o que sugere pelo menos dois mecanismos de disfunção contrátil.
- Os mecanismos incluem um efeito direto dos linfócitos T no músculo e a desnervação.

Deficiência de compensação neuromuscular:

- A disfunção sensorial das mucosas pode prejudicar a compensação neuromuscular.

- A diminuição da sensação de urina com anestesia tópica pode resultar numa diminuição da atividade do músculo dilatador da urina.
- Isto pode levar ao desenvolvimento de AOS em controlos normais ou ao agravamento da AOS.[54]
- Confirma-se a existência de uma deficiência sensorial nos AU de doentes com AOS.
- São observadas deficiências sensoriais aos impulsos de pressão a vários níveis na UA.
- A diminuição da sensibilidade na laringe (ao nível da eminência ariepiglótica) está correlacionada com a gravidade da AOS, medida pelo IAH.[23]

Hipóteses e estudos:

- Hipótese: A deficiência sensorial pode contribuir para a gravidade da AOS ao prejudicar os reflexos de proteção compensatórios.
- As lesões musculares provocadas por inflamação e traumatismos mecânicos podem também reduzir a eficácia destes reflexos de proteção.
- Os estudos que compararam a magnitude do NPR em doentes com AOS versus controlos não demonstraram qualquer prejuízo importante nos reflexos na AOS, apesar das perdas sensoriais observadas noutras experiências.[23]

Outros mecanismos

Kirkness J *et al.* (2003)[55] demonstraram que a tensão superficial do líquido que reveste a mucosa da parede da VAS pode afetar a colapsabilidade da VAS, aplicando uma técnica que quantifica a tensão superficial como a força necessária para separar duas superfícies unidas por uma gota do líquido estudado. Estes autores observaram uma tensão superficial mais elevada nos doentes com AOS e que uma redução da tensão superficial com surfactante conduziu a uma redução da colapsabilidade dos AU, como demonstrado por uma diminuição da P_{crit} e uma melhoria da gravidade da AOS, medida pelo índice de perturbação respiratória (RDI). A magnitude da diminuição da P_{crit} de 2-3 cm H_2O com a terapia com surfactante é semelhante à alcançada com alterações na posição do corpo, pelo que tem um impacto não negligenciável em determinados doentes. A melhoria de 30% no RDI é consistente com o trabalho anterior de outros grupos que mostraram melhorias no RDI de aproximadamente 20% com a terapia com surfactante UA.[23]

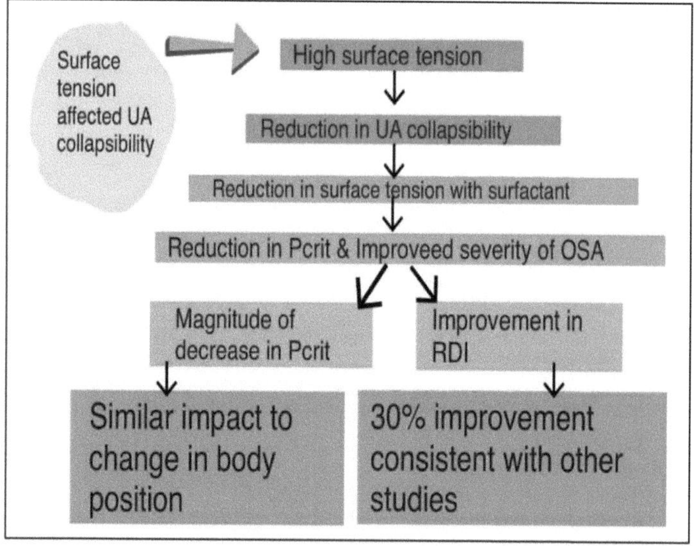

Figura 14: A tensão superficial afecta a OSA

Factores predisponentes

A AOS é uma doença comum e grave que requer reconhecimento, diagnóstico e tratamento adequados. A ocorrência de AOS é mais frequentemente identificada com um padrão polissonográfico que conduz a perturbações do sono, alterações variáveis da saturação de oxigénio (SaO2) e estimulação do sistema nervoso autónomo. A AOS pode ser induzida por muitos outros factores e os factores de risco comuns para o desenvolvimento da AOS estão resumidos na (Figura 15)

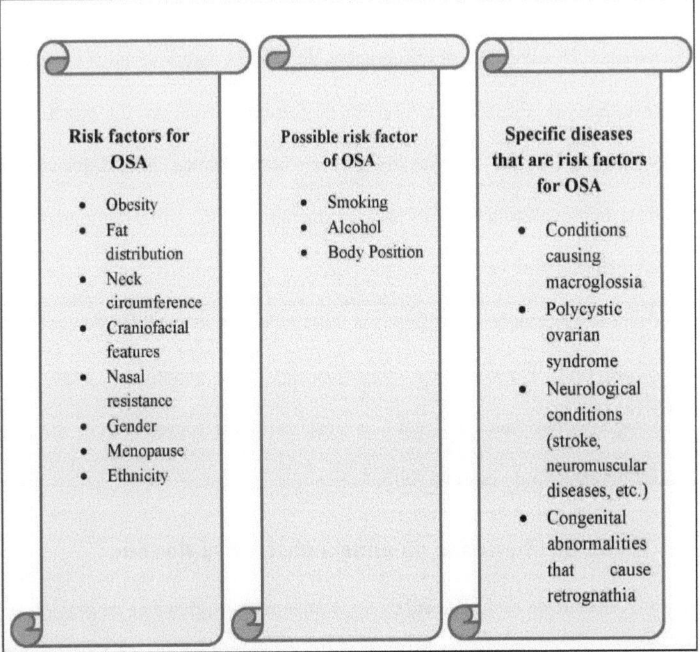

Figura 15: Factores de risco e possíveis factores de risco para a AOS

Fator de risco para AOS

1) Obesidade:

Existem vários factores estabelecidos que predispõem à AOS, desde a composição genética às anomalias das vias aéreas superiores e a vários fenótipos craniofaciais, mas o excesso de peso é o fator de risco mais forte.

O IMC (peso em kg/altura em m^2) é normalmente utilizado para definir e quantificar a obesidade com um valor de corte de 25. A associação entre a obesidade e a AOS é conhecida há muito tempo. Em 1956, a AOS foi reconhecida como uma doença de obesidade e hipoventilação: a síndrome de Pickwick.[56] Desde então, as observações de doentes diagnosticados com AOS e os resultados de estudos têm apoiado de forma esmagadora um papel forte e provavelmente causal do excesso de peso nesta doença. Existe um aumento gradual da prevalência da AOS com o aumento do IMC, como demonstrado por vários estudos transversais e estudos de base populacional, tendo quase todos encontrado associações significativas entre a AOS e as medidas de excesso de peso corporal. Parece haver pouca controvérsia quanto ao facto de as associações observadas nos estudos observacionais representarem um papel causal do excesso de peso na AOS.

➢ Efeito da obesidade na apneia obstrutiva do sono

- A obesidade está associada a um aumento da incidência e da gravidade da Apneia Obstrutiva do Sono (AOS).
- Supõe-se que o excesso de peso corporal tenha impacto na respiração

através de vários mecanismos:

1. Alteração da estrutura das vias aéreas superiores (por exemplo, alteração da anatomia).

2. Alteração da função das vias aéreas superiores (por exemplo, aumento da colapsibilidade).

3. Relação instável entre o impulso respiratório e a carga de trabalho.

4. Exacerbação de eventos de AOS através de reduções da capacidade residual funcional relacionadas com a obesidade. Aumento da necessidade de oxigénio em todo o corpo.[57]

- A perda de peso está associada a um aumento da área de secção transversal das vias aéreas superiores.
- Este aumento da área da secção transversal leva a uma diminuição da gravidade da AOS.

➢ Aumento de peso e apneia obstrutiva do sono

- Os estudos revelam uma forte correlação entre o aumento de peso e o desenvolvimento da Apneia Obstrutiva do Sono (AOS).
- Mesmo um aumento modesto de 1 desvio-padrão no Índice de Massa Corporal (IMC) está associado a um aumento de quatro vezes no risco de AOS.
- Um IMC de pelo menos 25 kg/m^2 demonstra uma sensibilidade de 93% e uma especificidade de 74% para o diagnóstico de AOS.
- A análise longitudinal de um subconjunto (n = 690) da coorte de Wisconsin

com um acompanhamento de quatro anos mostra que um aumento de 10% no peso está associado a um risco seis vezes maior de desenvolver AOS em indivíduos inicialmente livres da doença.[57]

- **Tisher P *et al* (2003)[58]** fizeram um estudo, a incidência de cinco anos de novos Distúrbios Respiratórios do Sono (DRS) foi investigada, indicando uma incidência de 3,3% para aqueles com um IMC de base < 24 e uma incidência significativamente maior de 22% para aqueles com um IMC de base ≥ 31.
- Os dados longitudinais do Sleep Heart Health Study, que envolveu 2 968 indivíduos com idades compreendidas entre os 40 e os 95 anos, demonstram que, nos homens, o rácio de probabilidades para um aumento de cinco anos no Índice de Apneia-Hipopneia (IAH) de ≥ 15 com um aumento de peso de pelo menos 10 kg foi de 5,2. [59]
- Em geral, estes estudos mostram consistentemente um aumento da incidência e da gravidade da AOS associada ao aumento de peso.

➢ Perda de peso e apneia obstrutiva do sono

- Vários pequenos estudos sobre intervenções cirúrgicas ou dietéticas para perda de peso em doentes obesos com AOS mostraram consistentemente uma diminuição substancial da gravidade da AOS.
- Aproximadamente 3% de redução no Índice de Apneia-Hipopneia (IAH) está associado a cada 1% de redução no peso.
- Estes resultados têm implicações clínicas importantes, particularmente para os doentes com excesso de peso com AOS que podem ser maus

candidatos à terapia com pressão positiva contínua nas vias respiratórias (CPAP).

- O estudo de coorte longitudinal de Wisconsin, com um acompanhamento de quatro anos, demonstrou uma diminuição de 26% no IAH com uma perda de peso de 10%.
- Os dados longitudinais do Sleep Heart Health Study, que envolveu 2 968 indivíduos com idades compreendidas entre os 40 e os 95 anos, mostraram que a perda de peso previa uma diminuição do IAH, embora o efeito fosse mais fraco do que o impacto do aumento de peso no aumento do IAH.[59]
- O rácio de probabilidades para uma diminuição significativa do IAH ($\geq$ 15) com uma perda de peso de $\geq$ 10 kg foi de 2,9, em comparação com o rácio de probabilidades de 5,2 para um aumento de cinco anos no IAH ($\geq$ 5) com um aumento de peso de $\geq$ 10 kg.
- É importante notar que, embora estes estudos tenham demonstrado uma diminuição significativa do peso, não resultaram na eliminação completa da AOS. [112]

➢ Efeito da obesidade na apneia obstrutiva do sono

- a obesidade está associada a um aumento da incidência e da gravidade da Apneia Obstrutiva do Sono (AOS).
- Supõe-se que o excesso de peso corporal tenha impacto na respiração através de vários mecanismos:

1. Alteração da estrutura das vias aéreas superiores (por exemplo, alteração da anatomia).

2. Alteração da função das vias aéreas superiores (por exemplo, aumento da colapsibilidade).

3. Relação instável entre o impulso respiratório e a carga de trabalho.

4. Exacerbação de eventos de AOS através de reduções da capacidade residual funcional relacionadas com a obesidade. Aumento da necessidade de oxigénio em todo o corpo.[59]

- A perda de peso está associada a um aumento da área da secção transversal das vias aéreas superiores.
- Este aumento da área da secção transversal leva a uma diminuição da gravidade da AOS.

2) Distribuição da gordura:

A acumulação de tecido adiposo no corpo varia consoante os indivíduos e pode ocorrer na parte superior ou inferior do corpo. (Figura 16)

- O maior risco de Distúrbios Respiratórios do Sono (DRS) está associado ao aumento de peso na parte superior do corpo:
- A obesidade centrípeta envolve gordura distribuída preferencialmente nas vísceras abdominais, na parte superior do corpo e no pescoço, muitas vezes referida como [obesidade androide em comparação com a obesidade ginecóide, em que a distribuição da gordura é predominantemente nas áreas inferiores das coxas e nádegas] em contraste com a obesidade ginecóide.
- Os exames de tomografia computorizada (TC) para quantificar a gordura visceral em doentes obesos e apneicos revelaram que os doentes com

apneias tinham uma maior proporção de gordura visceral.

- Estudos transversais demonstraram uma associação entre a obesidade central e a AOS, mas não existe consenso quanto a um fenótipo específico de habitus corporal que seja o fator de risco mais importante para a AOS.
- O perímetro do pescoço é identificado como um importante fator de risco para a AOS, sugerindo que a obesidade na parte superior do corpo, em particular a deposição de gordura em torno das vias aéreas superiores ou nas almofadas de gordura parafaríngeas, desempenha um papel crucial no desenvolvimento da apneia do sono.
- Estudos indicam que o volume da almofada de gordura parafaríngea é maior em indivíduos obesos que desenvolvem apneia do que em indivíduos não obesos e que os indivíduos não obesos que desenvolvem apneia têm almofadas de gordura parafaríngea maiores do que os indivíduos normais.[59]
- O aumento das almofadas de gordura parafaríngea é observado em pacientes com AOS, enfatizando a importância da distribuição da gordura na parte superior do corpo na patogénese da apneia do sono.[59]

3) Circunferência do pescoço:

- A circunferência do pescoço é o mais poderoso preditor de AOS entre todas as variáveis antropométricas estudadas até à data (Figura 16).
- O perímetro do pescoço é medido no bordo superior da membrana cricotiroideia com o indivíduo na posição vertical. Um perímetro do pescoço superior a 40 cm deve alertar para a presença de AOS nesse indivíduo em particular.

- **Katz I *et al* (1990)**[60] , referiram que a circunferência média do pescoço era de 43,7 cm (± 4,5 cm) em indivíduos com AOS e de 39,6 cm (± 4,5 cm) em indivíduos sem AOS.
- Além disso, verificou-se uma melhor correlação entre o perímetro do pescoço e a gravidade da AOS do que o IMC ou outros índices de obesidade.

- **Kushida C *et al* (1997)**[61] registaram uma sensibilidade de 61% e uma especificidade de 93% para a AOS quando o perímetro do pescoço era igual ou superior a 40 cm, independentemente do sexo do indivíduo. Atualmente, o tamanho do pescoço é considerado uma das caraterísticas físicas mais importantes dos doentes com apneia do sono.

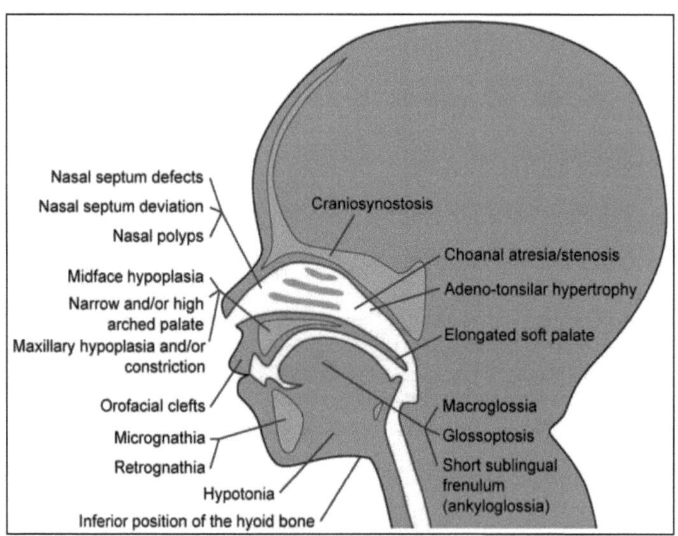

Figura 16: Factores de risco da AOS

- **Bhimwal R** *et al* **(2017)**[62] 115, o estudo mostra a prevalência de AOS, em indivíduos com circunferência do pescoço (NC) 30-35cm foi de 6,25% e em indivíduos com circunferência do pescoço 36-40cm foi de 56,25%, em indivíduos com NC>40cm foi de 94,44%. (Tabela 9)

Neck circumference (cm)	Total N=50	OSA subjects N=27	Prevalence (%)
30-35	16	1	6.25
36-40	16	9	56.25
>40	18	17	94.44

Tabela 9: Prevalência de AOS nos indivíduos do estudo

4) Caraterísticas craniofaciais:

Tecidos moles e caraterísticas esqueléticas das vias aéreas superiores

- Os factores de risco craniofaciais desempenham um papel significativo na AOS, especialmente em indivíduos não obesos; em indivíduos obesos, podem ser um fator de risco adicional ou vice-versa. As anomalias craniofaciais podem favorecer o aparecimento precoce de respiração anómala durante o sono, mesmo com um aumento moderado de peso.

- O exame clínico e a análise cefalométrica ajudam a avaliar as caraterísticas morfológicas craniofaciais. Numerosos estudos que utilizam a cefalometria demonstraram anomalias craniofaciais em doentes com AOS, em comparação com indivíduos de controlo da mesma idade e sexo.

- Os doentes com apneia do sono apresentam frequentemente anomalias craniofaciais, incluindo: uma mandíbula e maxila pequenas, hipoplásicas e/ou retropostas, bem como um espaço aéreo posterior estreito e um osso hioide posicionado inferiormente.[23]

- Estas anomalias contribuem para a deslocação da língua, do palato mole e dos tecidos moles circundantes na via aérea superior, levando a um estreitamento posterior do lúmen da via aérea.
- Exemplos extremos de displasia craniofacial, como as síndromes de Apert, Pierre Robin e Treacher Collins, estão associados a uma prevalência muito elevada de AOS.
- A cefalometria revela um subtil retrodeslocamento e encurtamento da mandíbula e da maxila nos doentes com AOS, em comparação com indivíduos normais, mesmo na ausência de anomalias craniofaciais distintas.
- Os doentes com AOS apresentam tipicamente mandíbulas mais curtas e deslocadas posteriormente, o que se correlaciona com um espaço faríngeo posterior reduzido.
- Pode ocorrer uma deslocação medial dos ramos mandibulares, reduzindo o volume intramandibular.
- O retroposicionamento da maxila é um fator de risco para a AOS, uma vez que desloca o palato duro e os tecidos moles posteriormente, reduzindo o tamanho do lúmen da via aérea.
- A posição do osso hioide é crucial, sendo a sua deslocação identificada como um fator de risco para a AOS.
- O osso hioide desempenha um papel crucial como ancoragem central para os

músculos da língua, influenciando a posição da língua e determinando, assim, em parte, a gravidade da Apneia Obstrutiva do Sono (AOS).

- Os estudos demonstraram que a posição do osso hioide é um indicador significativo da gravidade da AOS, estando a deslocação anterior em todos os doentes com AOS e a deslocação inferior em doentes não obesos com AOS associada a uma maior gravidade.
  - Quanto mais deslocado inferiormente o hioide, maior o Índice de Apneia-Hipopneia (IAH) em pacientes com AOS.
  - Diversas variações anatómicas, incluindo o deslocamento anterior e inferior do osso hioide, contribuem para a redução do tamanho da via aérea superior em indivíduos com AOS.
  - Entre estas variações anatómicas, a redução do comprimento mandibular é identificada como a mais comum e potencialmente a mais importante anomalia esquelética que predispõe os indivíduos à AOS.
  - Outras caraterísticas craniofaciais que aumentam o risco de AOS incluem um palato duro alto e estreito, bem como um overjet anormal (indicativo de uma distância sobreposta entre os incisivos centrais superiores e inferiores), que é um padrão dentário que reflecte padrões de crescimento anormais da maxila e da mandíbula.
  - Vários estudos demonstraram também a agregação familiar da morfologia craniofacial (redução do espaço aéreo posterior, aumento da distância mandibular ao hioide, posicionamento inferior do hioide) em doentes com apneia do sono.[63]

> Tecidos moles da faringe

Os tecidos moles da faringe que influenciam o tamanho da via aérea incluem as amígdalas, o palato mole, a úvula, a língua e as paredes laterais da faringe. As paredes laterais da faringe são constituídas por vários grupos musculares, incluindo o hioglosso, o estiloglosso, o estilo-hióideo, o estilofaríngeo, o palatoglosso, o palato-faríngeo e os constritores da faringe.

- As alterações do calibre das vias aéreas superiores durante a vigília e o sono, tanto em indivíduos com como sem apneia, são influenciadas pelas paredes laterais da faringe.

- O espessamento e o alargamento das paredes laterais da faringe são identificados como os factores predominantes que levam ao estreitamento das vias aéreas em indivíduos com apneia.[63]
- **Schellenberg J *et al* (2000)[64]** efectuaram um estudo para identificar anomalias estruturais das vias aéreas superiores associadas a um risco acrescido de AOS.
- O estreitamento da via aérea pelas paredes laterais da faringe teve a maior associação com a AOS (odds ratio de 2,5).
- O aumento das amígdalas, o aumento da úvula e o aumento da língua também mostraram associações com a AOS (odds ratios de 2,0, 1,9 e 1,8, respetivamente).
- O palato baixo, a retrognatia e a sobressaliência não foram significativamente associados à AOS.
- O alargamento dos amígdalas continuou associado a um risco acrescido de AOS, mesmo quando controlado pelo IMC e pelo perímetro do pescoço.

- O aumento das amígdalas palatinas pode levar à obstrução das vias aéreas, diminuindo o seu calibre.
- O alargamento da úvula está associado a um risco acrescido de AOS, exceto quando o IMC e o perímetro do pescoço foram incluídos no modelo de regressão.[118]
- Estudos patológicos revelaram espessamento, fibrose e deposição de gordura na úvula e no palato mole de doentes com AOS, bem como um aumento do tecido muscular, do número de linfócitos e da espessura da lâmina própria nas úvulas de doentes com AOS, em comparação com indivíduos normais.
- A AOS está bem demonstrada nas crianças e os estudos longitudinais a longo prazo efectuados por **Guilleminault C** ***et al (2005)***[65] forneceram informações sobre os resultados das crianças tratadas com amigdalectomia e adenoidectomia.
    - Ambos os estudos investigaram crianças 10 a 12 anos após a cirurgia inicial e relataram que algumas crianças, inicialmente consideradas com respiração normal após a cirurgia, desenvolveram AOS mais tarde na vida. O estudo relacionou o reaparecimento da respiração anormal durante o sono com a presença de alterações esqueléticas modestas não reconhecidas e não tratadas na primeira infância.
    - O impacto progressivo ao longo do tempo destas alterações esqueléticas no início da vida sobre o desenvolvimento normal das vias aéreas superiores foi identificado como um fator que contribui para o desenvolvimento posterior da AOS.

4) Resistência nasal

- A obstrução nasal é considerada um potencial fator de risco para a AOS, influenciando a colapsabilidade das vias aéreas superiores.
- As causas da obstrução nasal incluem um desvio do septo nasal ou um inchaço da mucosa que leva ao aumento dos cornetos, frequentemente atribuído a rinite alérgica ou não alérgica.
- A congestão nasal tem sido associada à AOS, indicada por um Índice de Apneia e Hipopneia (IAH) de cinco ou mais, e está fortemente relacionada com o ressonar habitual, independentemente do IAH.
- O rácio de probabilidades para o ressonar habitual e a congestão nasal crónica grave durante a noite foi de 3,3.
- Dados longitudinais demonstraram um aumento das probabilidades de ressonar habitualmente durante um período de estudo de cinco anos em indivíduos com congestão nasal crónica e grave, em comparação com indivíduos sem congestão.[65]
- Nas crianças, foram documentadas algumas associações, nomeadamente entre a presença de amígdalas e adenóides aumentadas. O aumento da resistência nasal está associado não só ao aumento do tecido linfoide, mas também ao aumento crónico das conchas nasais inferiores, ao desvio do septo nasal e ao traumatismo nasal.

- As infecções repetitivas das vias aéreas superiores, as alergias respiratórias crónicas e a posição de dormir têm sido implicadas no desenvolvimento de uma resistência nasal anormal na primeira infância, que influencia o crescimento craniofacial.

- A resistência nasal anormal no início da vida, as causas não tratadas desta resistência e a negligência no tratamento de anomalias esqueléticas induzidas por factores ambientais podem resultar num esqueleto estreito, incapaz de acomodar tecidos moles aumentados durante a puberdade.
- O rápido crescimento do esqueleto craniofacial durante a infância é um fator crítico, com 60% da face adulta construída aos quatro anos de idade e cerca de 90% aos 11 a 12 anos.
- A combinação dos músculos geniohióideo e genioglosso, como a maior massa muscular para a cavidade óssea contida, pode contribuir para a falta de desenvolvimento adequado das caraterísticas esqueléticas faciais, levando a um lúmen reduzido das vias aéreas (Figura 16).
- Os desafios na abordagem da AOS, especialmente em crianças e adolescentes, incluem potenciais barreiras no sistema de ensino médico, em que o tratamento das alterações do esqueleto craniofacial é normalmente efectuado por dentistas e ortodontistas, enquanto os tecidos naso-orofaríngeos anormais são tratados por otorrinolaringologistas e alergologistas.[23]
- Constata-se a falta de integração entre estas especialidades durante a investigação e o tratamento do problema das vias aéreas superiores de uma criança.

5) Género

A prevalência de Distúrbios Respiratórios do Sono (DRS) nos homens é de aproximadamente 24%, o que é quase três vezes superior à das mulheres, onde a prevalência é de cerca de 9%. A gravidade da Apneia Obstrutiva do Sono (AOS) apresenta diferenças específicas entre os géneros, sendo a DRS considerada rara nas mulheres, especialmente no estado pré-menopáusico, em comparação com os homens. Esta diferença torna-se menos significativa nas mulheres pós-menopáusicas. Embora as diferenças entre os géneros sejam menos marcantes do que se pensava anteriormente, parece ainda haver uma maior prevalência de AOS nos homens do que nas mulheres na pré-menopausa.[23]

Vários factores contribuem para as diferenças de género na prevalência e gravidade da apneia do sono, tendo sido propostas várias hipóteses:

- Diferenças no impacto do peso na apneia do sono entre homens e mulheres.
- Variações na distribuição da gordura corporal.
- Anomalias na mecânica das vias aéreas superiores.
- Diferenças no controlo da respiração.
- Variações estruturais nas dimensões das vias aéreas superiores.

Estes factores multifactoriais contribuem para as disparidades observadas entre os géneros na apneia do sono, realçando a complexidade da doença e a sua interação com vários factores fisiológicos e anatómicos.[66]

Trinder J *et al* (1985)[67] descobriram a resistência da faringe durante o sono em homens e mulheres saudáveis. No entanto, os homens apresentaram maiores incrementos na resistência das vias aéreas superiores em comparação com as mulheres durante o sono de ondas lentas estabelecido. Em investigações, verificou-se que, em homens normais acordados, a resistência da faringe é o dobro da das mulheres normais.

Peso e género: Os homens obesos tendem a ter uma maior distribuição centrípeta da gordura, o que aumenta o risco de desenvolver Apneia Obstrutiva do Sono (AOS). Este risco acrescido é atribuído principalmente à deposição de gordura no pescoço, que leva a um aumento da circunferência do pescoço e ao subsequente estreitamento do lúmen da faringe.

Em contrapartida, as mulheres obesas são menos susceptíveis ao desenvolvimento de AOS do que os homens obesos. Esta menor suscetibilidade deve-se provavelmente a uma menor deposição de gordura no pescoço.

6) Menopausa

As mulheres na pós-menopausa correm um maior risco de sofrer de Apneia Obstrutiva do Sono (AOS) do que as mulheres na pré-menopausa. No estudo de coorte do sono de Wisconsin, as mulheres na pós-menopausa apresentaram três vezes mais probabilidades de ter AOS moderada a grave do que as mulheres na pré-menopausa. Esta associação manteve-se independente da idade, do IMC e de outros factores de confusão. A duração da menopausa até cinco anos após a menopausa foi identificada como um fator de risco para a AOS no mesmo estudo.[68]

Numa coorte de base populacional da Pensilvânia de 1000 mulheres, as mulheres pós-menopáusicas que não utilizavam terapia hormonal de substituição (TRH) apresentavam um risco quatro vezes maior de AOS em comparação com as mulheres pré-menopáusicas. Curiosamente, no mesmo estudo, as mulheres pós-menopáusicas que utilizavam TRH não apresentavam um risco acrescido de AOS (odds ratio de 0,9).[68]

A testosterona desempenha um papel na deposição de gordura no pescoço e na parte superior do corpo, contribuindo potencialmente para o desenvolvimento da Apneia Obstrutiva do Sono (AOS) ao reduzir o tamanho da via aérea superior. Aumento da prevalência de AOS em mulheres com níveis endógenos elevados de testosterona.

A AOS foi induzida através da administração de testosterona a mulheres e homens hipogonadais, sugerindo ainda uma ligação entre a testosterona e o desenvolvimento da AOS. Notavelmente, o bloqueio dos androgénios não teve impacto na AOS nos homens, indicando uma relação complexa entre a testosterona, a distribuição da gordura e o desenvolvimento da apneia do sono que pode diferir entre géneros.

7) Etnia

Alguns estudos demonstraram que a prevalência da AOS e a gravidade da doença são mais elevadas nos afro-americanos do que nos caucasianos. **Ancoli-Israel S *et al* (1995)**[69] estudaram adultos residentes na comunidade, com idade igual ou superior a 65 anos, através de monitorização no domicílio e concluíram que a probabilidade de ter um IAH $\geq$ 30 era 2,5 vezes maior nos afro-americanos do que nos caucasianos, quando controlado para o IMC e outros factores de confusão.

Os asiáticos poderão ter uma prevalência de AOS ainda mais elevada do que os hispânicos e os negros. Um estudo sugeriu também que os indivíduos asiáticos têm uma maior gravidade da doença em comparação com os indivíduos brancos. Este facto deve-se provavelmente a diferenças na anatomia craniofacial, tal como demonstrado por vários estudos, segundo os quais, para um determinado grau de gravidade da AOS, os asiáticos têm maxilas e mandíbulas mais curtas, dimensões anteriores e posteriores da face mais pequenas e um IMC mais baixo do que os brancos. Isto sugere que a anatomia craniofacial da caixa óssea apresenta um risco maior do que a obesidade e os factores dos tecidos moles no desenvolvimento da AOS nos asiáticos do que nos brancos.

A associação entre a idade e a AOS é complexa, controversa e não é bem compreendida (devido a factores de confusão que não são totalmente eliminados durante a análise). Vários estudos demonstraram uma maior prevalência de AOS em pessoas idosas do que em pessoas de meia-idade. Embora a prevalência da AOS pareça aumentar de forma constante com a idade na meia-idade, as tendências etárias nos grupos etários mais velhos (acima dos 65 anos) não indicam uma simples correlação positiva da AOS com a idade, parecendo antes estabilizar após os 65 anos por razões indeterminadas.[69]

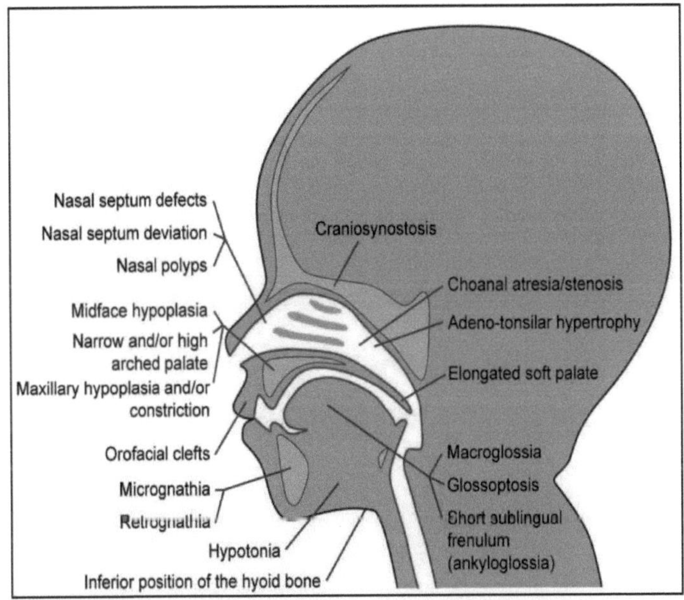

Figura 16: Factores de risco da AOS

Possível fator de risco de AOS

1) Fumar

O tabagismo é um possível fator de risco para a AOS, mas apenas foram relatados alguns estudos sobre este tópico. Existem vários mecanismos propostos para o papel do tabagismo na AOS, que incluem a inflamação das vias aéreas e as doenças relacionadas com o tabagismo, bem como os efeitos da diminuição dos níveis de nicotina no sangue sobre a estabilidade do sono.

2) Álcool[26]

Quantidades de álcool administradas a indivíduos saudáveis ou a doentes com AOS antes de deitar demonstraram efeitos nocivos na respiração nocturna, incluindo o aumento do número e da duração dos eventos de hipopneia e apneia. Foi demonstrado que a ingestão de álcool aumenta de forma aguda a resistência nasal e faríngea em indivíduos acordados, sendo razoável a hipótese de que este efeito possa comprometer a respiração durante o sono.

3) Posição do corpo

De todos os doentes que sofrem de AOS, até 60% têm uma preponderância de eventos respiratórios quando dormem em posição supina; em cerca de 20% dos doentes, a obstrução das vias aéreas superiores ocorre exclusivamente na posição supina.[24]

A posição do corpo pode funcionar em sinergia com a resistência das vias aéreas e outros factores como elementos-chave na etiologia da AOS. São necessários mais estudos para comparar as áreas de secção transversal da faringe na posição lateral versus posição supina, tanto em indivíduos normais como em doentes com AOS, durante o sono.[24]

Doenças específicas

1) Condição que causa a macroglossia

A macroglossia é uma condição que pode estreitar o lúmen das vias aéreas, pelo que qualquer estado de doença que cause macroglossia pode ser um fator de risco para o desenvolvimento de AOS. Os estudos também demonstraram uma grande prevalência de AOS em doentes com macroglossia como condição primária ou secundária (por exemplo, no hipotiroidismo, na acromegalia, na amiloidose, na síndrome de Down, etc.)[23]

2) **Síndrome dos ovários poliquísticos**

As mulheres com SOP têm uma prevalência mais elevada de AOS em comparação com grupos de mulheres de controlo reprodutivamente normais, com a mesma idade e peso, o que sugere que se trata de um fator de risco. A hipótese é que o aumento da prevalência seja secundário ao excesso de androgénios e à obesidade central.[23]

3) **Acidente vascular cerebral**

Pequenos estudos retrospectivos mostraram uma prevalência mais elevada de AOS em vítimas de AVC, de cerca de 60% a 70%. Mesmo três meses após o AVC, embora os DRS melhorem, a prevalência continua a ser de cerca de 50%[23]

4) **Outras doenças neurológicas**

As perturbações neurológicas associadas à AOS incluem a síndrome de Shy-Drager de degeneração multissistémica (apneia central e obstrutiva) e doenças neuromusculares que envolvem a musculatura facial e toracoabdominal, como a poliomielite, a miotonia e as distrofias musculares. Os doentes com neuropatias adquiridas ou hereditárias (como a esclerose lateral amiotrófica e a doença de Charcot-Marie-Tooth) também correm um maior risco de desenvolver AOS.[23]

5) Anomalias congénitas que causam retrognatismo

- Síndromes:

1) Síndrome de Pierre Robin
2) Síndrome de Crouzon
3) Síndrome de Hunter
4) Síndrome de Treacher Collins
5) Síndrome de Nager
6) Microssomia hemifacial

- Fendas palatinas: Indivíduos com fendas palatinas reparadas por um retalho faríngeo

- Obstrução iatrogénica: Os doentes com as síndromes congénitas mencionadas e os doentes com fendas palatinas reparadas podem sofrer obstrução iatrogénica.

- Anomalias da Base Craniana Associadas à AOS:

1) Acondroplasia
2) Malformações de Klippel-Feil

- Síndrome de Prader-Willi: As crianças com síndrome de Prader-Willi podem sofrer de AOS. A AOS na síndrome de Prader-Willi pode dever-se à obesidade mórbida ou a outros factores. O tratamento com hormona de crescimento para a síndrome de Prader-Willi pode agravar a AOS e levar à morte.[70]

Sintomas da Apneia Obstrutiva do Sono

Existem vários sintomas comuns e graves que estão associados à SAOS. Estes sintomas variam de pessoa para pessoa. Vejamos os sintomas pormenorizados.

Ressonar e pausas apneicas, ou seja, engasgamento, respiração ofegante

O sintoma mais comum da apneia do sono é o ressonar. No entanto, nem todas as pessoas que ressonam têm apneia do sono. É provável que o ressonar seja um sinal de apneia do sono quando é seguido de pausas silenciosas na respiração e de sons de engasgamento ou de respiração ofegante. (Figura 17)

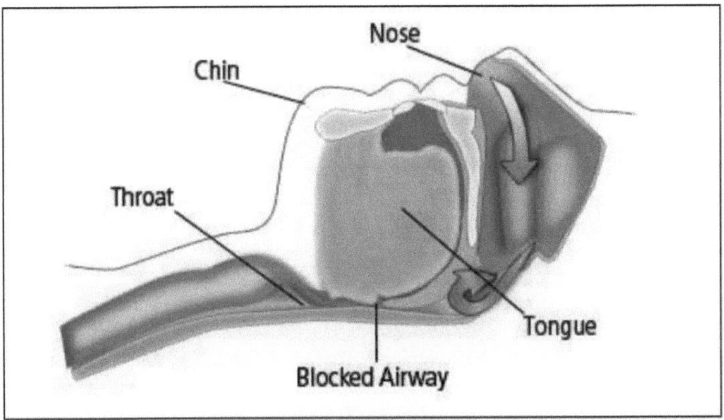

Figura 17: Ar bloqueado na AOS

O ressonar ocorre quando o ar não consegue circular livremente pelo nariz e pela garganta durante o sono. Isto faz com que os tecidos circundantes vibrem, o que produz o conhecido som do ressonar. As pessoas que ressonam têm muitas vezes demasiado tecido nasal e da garganta ou tecido "flexível" que é mais propenso a vibrar. A posição da língua também pode impedir uma respiração suave. As pausas apneicas, como engasgamento e respiração ofegante durante a noite, são também os sintomas mais comuns.[23]

- Existem alguns factores que contribuem para o ressonar:

1. O tónus muscular insuficiente da língua, do palato e da faringe é a causa do ressonar no adulto. Especificamente, o efeito dilatador do músculo faríngeo e o efeito protrusivo do músculo genioglosso são inadequados. Assim, a língua cai para trás na via aérea e vibra contra o palato mole, a úvula e as pregas faríngeas. (Figura 18)

2. As massas que ocupam espaço ou os tecidos que interferem com as vias respiratórias podem provocar o ressonar. Nas crianças, a causa comum do ressonar é o aumento das amígdalas e dos adenóides

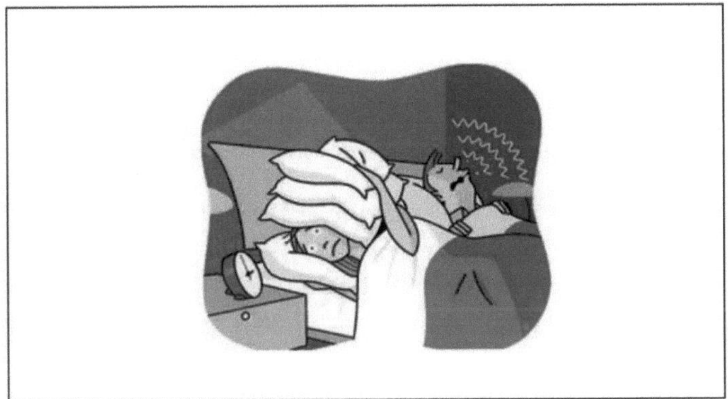

Figura 18: ressonar

Bruxismo

O bruxismo é o ranger excessivo dos dentes ou o cerrar dos maxilares. Trata-se de uma atividade parafuncional oral. Os despertares secundários estão ligados não só a acontecimentos respiratórios mas também a fenómenos motores. O bruxismo do sono é um exemplo típico de fenómenos oromotores associados aos despertares do sono. 3[2]

> Existem dois tipos principais de bruxismo:

- um ocorre durante o sono (bruxismo noturno)
- um durante a vigília (bruxismo em vigília).

Os danos dentários podem ser semelhantes em ambos os tipos, mas os sintomas do bruxismo do sono tendem a ser piores ao acordar e melhoram ao longo do dia e os sintomas do bruxismo em vigília podem não estar presentes ao acordar e melhoram ao longo do dia e os sintomas do bruxismo em vigília podem não estar presentes ao caminhar e pioram ao longo do dia.

Sugere-se que o bruxismo do sono está associado à excitação influenciada pelas flutuações simpáticas/parassimpáticas durante o sono. Verificou-se que o bruxismo do sono está envolvido numa atividade específica durante o sono.

Antes dos eventos de bruxismo, observa-se um aumento da atividade autonómica simpática cardíaca, juntamente com um aumento da atividade cerebral, da frequência cardíaca (taquicardia), do tónus muscular supra-hióideo, das amplitudes da respiração e da atividade dos músculos masseter e temporal. Sabe-se também que, devido aos despertares e à hipoxia, o sistema nervoso simpático é ativado. As reacções de despertar durante a AOS intensificam a prevalência do bruxismo. (Figura 19)

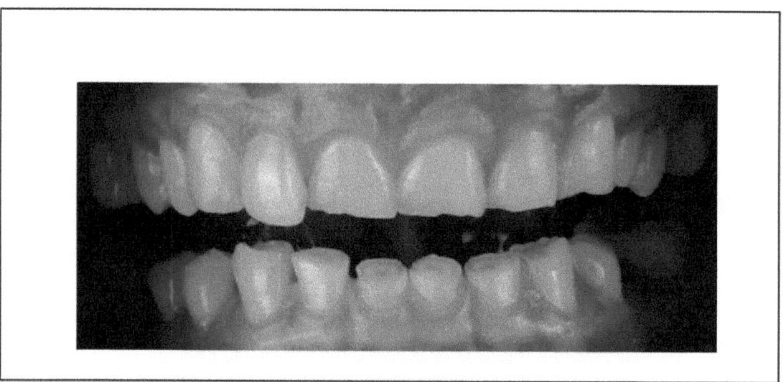

Figura 19: Bruxismo

As perturbações respiratórias, que levam à fragmentação do sono e ao despertar, accionam os músculos do órgão mastigatório para restabelecer uma respiração normal. O bruxismo do sono pode reduzir a obstrução das vias respiratórias superiores. Assim, se o bruxismo e o apertamento forem considerados como parte do processo de despertar, então também o despertar da apneia pode provocar bruxismo.

Os episódios de AOS ocorrem principalmente no sono REM, quando ocorre a inibição dos neurónios motores, levando à atonia dos tecidos das vias aéreas superiores. Isto induz o ressonar e os microdespertares.

Enurese nocturna e diurna

É uma doença complexa caracterizada por incontinência intermitente que ocorre exclusivamente durante a noite. São comuns em crianças com menos de 5 anos de idade.

Existem dois tipos de enurese nocturna, ou seja, a enurese nocturna mono sintomática e a enurese nocturna não mono sintomática, dependendo da presença de infeção do trato urinário e de disfunção da bexiga.

- Enurese nocturna monossintomática (ENM): Este tipo de enurese ocorre quando o xixi na cama acontece em crianças saudáveis sem quaisquer outros sintomas urinários associados ou condições médicas subjacentes. É tipicamente considerada primária se a criança nunca alcançou uma secura nocturna consistente ou secundária se a enurese noturna recorre após um período de secura.

- Enurese Nocturna Não-Monossintomática (ENMN): A NMNE refere-se à enurese noturna acompanhada de outros sintomas urinários ou condições médicas subjacentes, tais como infecções do trato urinário (ITU), disfunção da bexiga ou anomalias anatómicas.

A enurese nocturna primária refere-se a crianças que tiveram um período de secura anterior de 6 meses. A enurese nocturna secundária refere-se a crianças que tiveram um período seco de >6 meses. 2[7]

Brooks L *et al* (2003)[73] , um estudo que examinou a relação entre o Índice de Distúrbios Respiratórios (IDR) e a enurese, 41% das crianças referenciadas por suspeita de perturbações respiratórias do sono relataram enurese atual, uma prevalência mais elevada do que nos pacientes de controlo. As crianças com um RDI >1 tiveram uma prevalência significativamente maior de enurese (47%) em comparação com aquelas com RDI ≤1 (17%). De notar que não se registou uma diferença significativa na prevalência de enurese entre as crianças com diferentes intervalos de RDI (1-5, 5-15, >15). Este facto sugere uma potencial associação entre a apneia obstrutiva do sono e o aumento do risco de enurese.

A enurese no adulto é um sintoma invulgar da apneia obstrutiva do sono. Embora seja descrita como um sintoma clássico da AOS infantil. O mecanismo da enurese em doentes com apneia do sono é provavelmente multifatorial. Os doentes com obesidade maciça têm uma taxa de filtração glomerular aumentada. A excreção fraccionada de sódio e cloreto é mais elevada e a percentagem de reabsorção de sódio filtrado é menor em doentes com apneia do sono do que em indivíduos normais. O tratamento com CPAP nasal tendeu a normalizar a função renal nos doentes com AOS Os doentes com apneia do sono queixam-se de despertares frequentes para urinar. O facto de um pequeno subgrupo de doentes não acordar completamente para urinar, mas ter enurese, sugere que pode haver algo de anormal na sua resposta ao despertar. Talvez o número excessivamente elevado de despertares que estes doentes experimentam possa ser o motivo da noctúria.

Hiper-extensão da coluna cervical e do pescoço

A síndrome da apneia obstrutiva do sono (SAOS) está associada a uma disfunção postural caracterizada por curvatura anormal da coluna vertebral e perturbações do equilíbrio e da marcha. Pode ser o resultado de uma interação patológica entre as funções postural e ventilatória.[23]

- Flexão cervical: Quando a coluna cervical se flecte para a frente, pode aumentar o risco de colapso das vias aéreas superiores. Isto deve-se ao facto de a flexão poder comprimir ou estreitar o espaço dentro da orofaringe, podendo levar à obstrução ou colapso das vias aéreas, especialmente durante o sono, quando o tónus muscular diminui.
- Extensão cervical: Por outro lado, a extensão cervical, ou endireitamento da coluna cervical, aumenta a estabilidade das vias aéreas superiores. Isto deve-se ao facto de a extensão ajudar a manter uma orofaringe mais aberta e espaçosa, reduzindo a probabilidade de colapso ou obstrução das vias aéreas.

Certas patologias cervicais superiores podem perturbar esta relação, levando ao comprometimento da estabilidade das vias aéreas superiores. Estas patologias podem incluir:

- Osteocondromas: Os crescimentos ósseos anormais na coluna cervical podem distorcer a curvatura normal da coluna e potencialmente invadir o espaço da via aérea superior, aumentando o risco de colapso.
- Formação de osteófitos: Os esporões ósseos ou osteófitos que se desenvolvem ao longo da coluna cervical também podem invadir a orofaringe, contribuindo para a instabilidade das vias respiratórias.
- Lesões multifocais na artrite reumatoide: Em doenças como a artrite reumatoide, a inflamação e os danos nas articulações podem afetar a coluna cervical, levando à instabilidade e à potencial compressão das vias respiratórias superiores.
- Subluxação posterior de C1 (Atlas): O deslocamento ou desalinhamento da primeira vértebra cervical, conhecida como atlas, pode perturbar a curvatura normal da coluna cervical e comprometer a estabilidade das vias aéreas superiores.

O crescimento do cérebro em tamanho e peso pode ter impulsionado as mudanças posturais concomitantes necessárias para satisfazer um novo "ato de equilíbrio" craniano. A mecânica da coluna vertebral, nomeadamente a curvatura da coluna cervical, está adaptada à postura da cabeça e favorece a postura erecta, o bipedalismo e a visão horizontal. Ao contrário de outros mamíferos, que permaneceram quadrúpedes, a postura erecta provocaria alterações na coluna cervical, deslocaria a base da língua para a faringe e influenciaria o desenvolvimento de um novo compartimento, a orofaringe.[23] Estas alterações provocam a flexão cervical, exercendo assim pressão sobre a parede posterior da faringe, e podem ser diretamente responsáveis por eventos respiratórios obstrutivos durante o sono.

A hiperextensão cervical permite provavelmente ao corpo compensar o aumento da carga respiratória quando acordado, induzido por uma alteração das propriedades mecânicas das vias aéreas superiores à medida que a SAOS se desenvolve. A correção espontânea da hiperextensão cervical quando os doentes com SAOS acordados são equipados com um dispositivo de avanço mandibular para alargar e estabilizar as vias aéreas superiores constitui uma evidência independente desta hipótese. A alteração da rotação da cabeça pode, teoricamente, causar perturbações do equilíbrio através da perturbação do processamento central das aferências visuais e vestibulares. A compensação do distúrbio postural de origem ventilatória durante a condição de oclusão mandibular observada em pacientes com SAOS é uma evidência do recrutamento de aferências proprioceptivas mandibulares dedicadas ao controlo do equilíbrio, apoiando esta hipótese. O papel dos aferentes mandibulares é normalmente negligenciável em indivíduos saudáveis, tornando-se cada vez mais importante em disfunções do controlo visual ou vestibular. A mudança na posição da cabeça pode igualmente interferir com a perceção central da postura vertical ou alterar as conexões cortico-corticais e as adaptações antecipatórias do controlo postural pelo córtex pré-motor, o que em ambas as condições pode levar a perturbações do equilíbrio.[74]

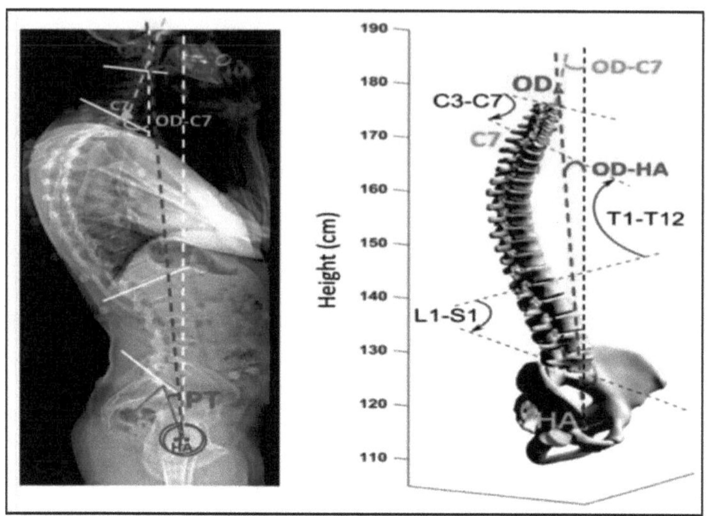

Figura 20: Análise do alinhamento postural utilizando imagens biplanares 3D.

Análise do alinhamento postural através de imagens biplanares 3D. PT inclinação pélvica, PI incidência pélvica, OD ponta superior do processo odontoide de C2, OD-HA o ângulo entre o plano vertical e a linha que passa por OD e o ponto médio da linha que liga o centro das duas cabeças femorais, OD-C7 o ângulo entre o plano vertical e a linha que passa por OD e C7. C3-C7, curvatura cervical 3D; T1-T12, curvatura torácica 3D; L1-S1, curvatura sacral 3D.

O alinhamento anormal da coluna vertebral e os distúrbios do equilíbrio em doentes com SAOS, e apela a que estes sejam procurados na prática clínica, a fim de atenuar as suas consequências. A determinação do acoplamento posturo-respiratório permite o rastreio precoce da disfunção postural e refinar a compreensão do seu carácter relacionado com a SAOS. Por fim, a potencial correlação entre a disfunção postural específica da SAOS, as alterações das propriedades mecânicas das vias aéreas superiores e a adaptação cortical respiratória à vigília e aos problemas cognitivos, leva a que a correção das anomalias mecânicas das vias aéreas superiores deva ser considerada.[74]

Falha de crescimento restritiva

A síndrome da apneia obstrutiva do sono é um problema comum entre as crianças e é reconhecida como uma causa de morbilidade médica significativa. Desde a década de 1980, tem sido sugerido que a síndrome da apneia obstrutiva do sono é um fator de risco para o insucesso do crescimento nas crianças. Em muitos casos, o insucesso do crescimento resolve-se quando a apneia do sono é tratada. Uma minoria de crianças com SAOS apresenta GF, muito provavelmente devido a um diagnóstico e encaminhamento mais precoces, e também devido a factores de confusão, como a crescente incidência de obesidade infantil e porque a GF parece ser mais prevalente em crianças mais novas.[75]

A secreção deficiente da hormona do crescimento em crianças com SAOS pode resultar da interrupção do sono de ondas lentas, durante o qual é segregada uma grande parte da hormona do crescimento. Em comparação com os controlos, as crianças com deficiência de crescimento apresentam níveis mais elevados da proteína 3 de ligação ao fator de crescimento semelhante à insulina (IGFBP-3) e níveis mais baixos do fator de crescimento semelhante à insulina 1 (IGF-1).

Ambas as vias do GF (fator de crescimento) ocorrem em crianças com SAOS, a sua prevalência é de cerca de 2% em crianças dos 2 aos 8 anos de idade, estando principalmente relacionada com o tamanho do tecido adenoide das vias aéreas superiores. Vários factores de risco associados ao desenvolvimento da SAOS são típicos da idade pediátrica.

A GF deveria ser uma razão adicional para recomendar o diagnóstico e tratamento precoce da SAOS na infância, uma vez que um número significativo de crianças com SAOS e GF poderia beneficiar do tratamento em termos de recuperação e normalização da sua taxa de crescimento.[76]

Respiração pela boca, devido à secura da boca

Muitos casos de AOS foram observados com sintomas como respiração bucal e secura da boca durante a noite. As crianças com o hábito de respirar pela boca e com má oclusão dentária são os sintomas mais comuns entre as crianças. A respiração bucal crónica em crianças está geralmente associada à hipertrofia das amígdalas palatinas e faríngeas com ou sem rinite alérgica. O seu pico de incidência ocorre em crianças em idade pré-escolar. Como consequência, a longo prazo, ocorrem alterações craniofaciais que mantêm o padrão de respiração bucal, além de causar distúrbios posturais e auditivos. Entre os respiradores bucais, também é comum encontrar a AOS, uma situação clínica potencialmente grave, assim como o ronco primário. Os sinais físicos da hipertrofia adenoideana podem consistir apenas na respiração bucal ou na aparência facial alongada da "fácies adenoideana". As crianças com AOS apresentam por vezes um palato estreito e arqueado.[77]

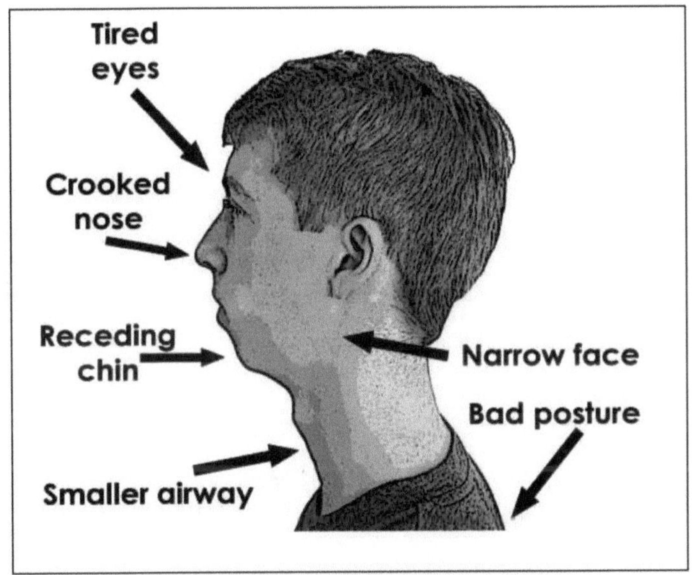

Figura 21: Perfil do respirador bucal crónico

Havia muitos doentes que apresentavam boca seca ao acordar de manhã. Uma razão concebível para a queixa de boca seca ao acordar pode ser uma redução na produção de saliva. A explicação mais plausível para o aumento da frequência da queixa de boca seca com a gravidade da AOS é o tempo de sono passado com a boca aberta. Os doentes com AOS moderada a grave têm muitos episódios de apneia/hipopneia durante uma noite de sono. Assim, passam a maior parte do seu tempo de sono a procurar desesperadamente por ar. A resposta fisiológica instintiva a um episódio de apneia é abrir a boca para deixar entrar o máximo de ar possível. Não é surpreendente que, após várias horas de sono com a boca aberta, estes doentes com AOS acordem com a boca muito seca.

A boca seca ao acordar surge como um sintoma significativo da AOS, e a sua frequência aumenta com o aumento da gravidade da AOS. A boca seca ao acordar aumenta a probabilidade de o doente ter AOS, independentemente dos sintomas clássicos da AOS e de outras potenciais variáveis de confusão.

O hábito de respiração bucal pode ser observado no doente com AOS, uma vez que o doente tende a inspirar ar. Isto pode muitas vezes levar a uma mordida aberta e a uma maxila contraída, causando várias más oclusões. Assim, o ortodontista também desempenha um papel importante no alívio da AOS, bem como da má oclusão.[23]

Obstrução nasal crónica

A hipertrofia adenoideia é a causa mais comum de obstrução nasal crónica em bebés e crianças pequenas. A hipertrofia das turbinas também pode ser um fator de obstrução nasal e pode frequentemente ser tratada por ablação por radiofrequência ou turbinectomia. Apesar desses achados, o impacto da obstrução nasal em pessoas com AOS permanece inconclusivo. Há cada vez mais evidências de que a obstrução nasal, por si só, pode não ser o principal determinante da AOS. Isto apesar da resistência das vias aéreas nasais ser responsável por aproximadamente 50% da resistência respiratória total ao fluxo de ar.[78]

Modelo de resistência Starling

Quando a resistência nasal excede um determinado nível, ocorre uma derivação de ar que leva à respiração bucal, resultando numa diminuição da dimensão retroglossal, devido à subsequente retração da língua, estreitamento do lúmen faríngeo e aumento da oscilação e vibração do palato mole e do tecido redundante da faringe. Essa mudança da respiração nasal para a oral é fisiologicamente desvantajosa para o indivíduo, levando a um padrão respiratório instável. O aumento das apneias centrais sugere que o nariz desempenha um papel importante na regulação da respiração e não apenas na manutenção da permeabilidade das vias aéreas.

Um terceiro fator é o reflexo ventilatório nasal. A respiração bucal reduz a ativação desses receptores nasais, levando à desativação do reflexo nasal-respiratório e à redução da ventilação espontânea, o que pode desencadear eventos respiratórios em indivíduos suscetíveis com SAOS subclínica ou exacerbar episódios de apneia.

Finalmente, o óxido nítrico (NO) parece desempenhar um papel na manutenção da patência das vias aéreas superiores, como transmissor entre o nariz, os músculos da faringe e os pulmões. O NO é produzido em quantidades significativas no nariz e nos seios paranasais e tem sido comprovado (inclusive na prática clínica) como um potente vasodilatador pulmonar, melhorando a oxigenação e a relação ventilação-perfusão. Uma vez que a quantidade total de NO inspirado varia de acordo com o fluxo nasal, parece lógico que uma diminuição da respiração nasal resultaria numa redução do fornecimento de NO aos pulmões e numa redução da oxigenação do sangue. O NO também desempenha um papel na manutenção do tónus muscular, na regulação das vias neuromusculares nos músculos da faringe, na respiração espontânea e na regulação do sono.[79] Assim, é importante prevenir a obstrução nasal durante a AOS para evitar o agravamento da doença.

Parasomnia

As parassónias são um grupo de perturbações do sono que envolvem acontecimentos ou experiências indesejáveis que ocorrem enquanto se adormece, dorme ou acorda. Podem incluir movimentos, comportamentos, emoções, percepções ou sonhos anormais. As parassónias subdividem-se em três grandes grupos: parassónias não relacionadas com os movimentos rápidos dos olhos (NREM), parassónias relacionadas com os movimentos rápidos dos olhos (REM) e outras parassónias. O primeiro grupo inclui perturbações da excitação (excitações confusas, sonambulismo e terrores do sono). Além disso, o transtorno alimentar relacionado ao sono é classificado entre as parassonias relacionadas ao NREM. Além disso, a violência relacionada com o sono e o comportamento sexual durante o sono são normalmente classificados como parassónias relacionadas com o período NREM, embora esse comportamento possa, em alguns casos, surgir do sono REM (por exemplo, perturbação do comportamento do sono REM) ou refletir convulsões nocturnas. As parassónias relacionadas com o REM incluem a perturbação do pesadelo, a paralisia do sono isolada recorrente e a perturbação do comportamento do sono REM. As crianças com AOS apresentam mais frequentemente inquietação, diaforese e enurese do que as crianças não afectadas e podem estar em maior risco de parassónias. Por vezes, observam-se posições de sono invulgares que envolvem uma extensão excessiva da cabeça e do pescoço, o que pode representar um mecanismo compensatório para melhorar a permeabilidade de uma via aérea obstruída.[80]

Perturbação comportamental do sono REM

Uma caraterística do sono REM típico é a inibição ativa de todos os movimentos musculares voluntários, exceto os do diafragma e os músculos que controlam os movimentos oculares. No entanto, os indivíduos com perturbação comportamental do sono REM (RBD) não têm esta paralisia normal durante o sono REM, o que leva à encenação de sonhos, muitas vezes resultando em acções dramáticas e por vezes prejudiciais.

A RBD está frequentemente associada a várias doenças neurológicas, nomeadamente sinucleinopatias e narcolepsia, e pode também ser desencadeada por certos medicamentos, nomeadamente os inibidores selectivos da recaptação da serotonina.

O diagnóstico de RBD pode ser complicado, uma vez que partilha sintomas com outras perturbações do sono, como a síndrome de sobreposição de parassónias, perturbações do despertar, apneia do sono subjacente e convulsões nocturnas.[81]

Estados dissociativos psicogénicos

estados dissociativos acordados resultaram em violência. Praticamente todos os doentes com perturbações dissociativas nocturnas que foram avaliados no nosso centro foram vítimas de abuso físico e/ou sexual repetido desde a infância. Os estados dissociativos psicogénicos não permitem a consciência física por parte do indivíduo.[1]

Síndrome de Munchausen por procuração

A síndrome de Münchausen por procuração (MSBP), também conhecida como perturbação factícia imposta a outrem (FDIA), é uma perturbação psiquiátrica complexa em que um prestador de cuidados, normalmente um dos pais, fabrica ou induz uma doença em alguém que está ao seu cuidado para ganhar atenção ou simpatia. Em cerca de metade dos casos de MSBP há apresentações de doenças do sistema nervoso central (SNC), tais como sonolência diurna excessiva e síndroma de morte súbita do lactente (SIDS).

A apneia obstrutiva do sono (AOS) é uma perturbação do sono potencialmente grave em que a respiração pára e começa repetidamente durante o sono devido ao bloqueio do fluxo de ar. No contexto da MSBP, um prestador de cuidados pode falsificar sintomas relacionados com a AOS numa criança para obter atenção médica e simpatia.

Os centros de perturbações do sono são muitas vezes consultores de diagnóstico para avaliar crianças envolvidas em MSBP, especialmente quando estão presentes sintomas como sonolência diurna excessiva ou quase morte por SIDS. Estes centros têm os conhecimentos necessários para efetuar avaliações completas, incluindo polissonografia (estudos do sono) para diagnosticar com precisão a AOS ou outros problemas relacionados com o sono.[81]

Fadiga

As queixas mais comuns associadas à apneia obstrutiva do sono (AOS) incluem sonolência diurna excessiva, ressonar alto, respiração ofegante ou sufocante durante a noite e apneias testemunhadas. Embora estes sintomas possam variar de indivíduo para indivíduo, a sonolência, que pode levar a acidentes de viação, sofrimento psicológico e diminuição da qualidade de vida, está entre as preocupações mais prevalentes expressas pelos doentes com AOS. A avaliação da sonolência pode envolver métodos subjectivos e objectivos.

A AOS implica interrupções repetidas do sono causadas pelo encerramento das vias aéreas durante eventos apneicos que podem ocorrer centenas de vezes por noite. Ocorre quando os músculos relaxados levam a bloqueios parciais ou completos.

Durante os episódios de ressonar, o sono é interrompido quando o corpo envia sinais para despertar o cérebro, levando a uma restauração do tónus muscular para facilitar a respiração. Este mesmo mecanismo pode manifestar-se na apneia central do sono (ACS), em que o cérebro não consegue estimular a respiração durante o sono.

As perturbações frequentes impedem os indivíduos de progredir ao longo do ciclo completo do sono, dificultando a obtenção de fases profundas e reparadoras. Consequentemente, o corpo é privado do descanso essencial necessário para a reparação e o rejuvenescimento, levando a uma fadiga persistente e a uma diminuição da energia.

A falta de tratamento da apneia do sono pode ter repercussões graves para além do simples cansaço. A fadiga aumenta o risco de acidentes, tanto a nível profissional como de condução definições. Além disso, a AOS não tratada está associada a vários problemas de saúde graves, incluindo doenças cardíacas, acidentes vasculares cerebrais e diabetes.[21]

Alterações do humor, ou seja, irritabilidade, depressão, frustração, ansiedade

A depressão e a apneia obstrutiva do sono (AOS) coexistem frequentemente como comorbilidades importantes que partilham sintomas sobrepostos, tais como perturbações do sono, ansiedade e sintomas depressivos. A deteção precoce destes sintomas interligados é essencial para melhorar o bem-estar geral de um indivíduo.

Os doentes com AOS têm habitualmente problemas de sono, ansiedade e sintomas depressivos, que reflectem os sintomas observados em indivíduos com depressão. No entanto, é crucial que os médicos de cuidados primários investiguem minuciosamente a causa subjacente da depressão em doentes com AOS, em vez de a atribuírem apenas à depressão. Nomeadamente, os doentes com AOS apresentam uma maior prevalência de depressão em comparação com a população em geral.

A depressão é um fator de risco para a doença arterial coronária (DAC) e a sua coocorrência com a DAC amplifica os riscos de morbilidade e mortalidade entre os doentes cardíacos. O controlo dos sintomas de depressão, particularmente nos casos de depressão ligeira, pode melhorar a função cardíaca. Por outro lado, a depressão grave apresenta um prognóstico mais difícil.

A perturbação depressiva major (MDD) demonstra uma relação co-linear com a AOS, caracterizada por sintomas de humor comuns, como ansiedade, inquietação, fadiga e falta de concentração. Antes de iniciar o tratamento da AOS nos doentes, é imperativo excluir a presença de DMP para garantir um diagnóstico e uma gestão exactos destas doenças interligadas.[23]

A fadiga e os distúrbios do sono representam sintomas caraterísticos tanto da AOS como da depressão, que podem por vezes ocultar-se mutuamente, complicando o diagnóstico. Por conseguinte, é necessária uma avaliação meticulosa dos doentes que apresentam sintomas de depressão para discernir se a AOS pode contribuir para a sua condição e vice-versa, facilitando estratégias de tratamento adequadas. Além disso, alguns doentes com AOS podem manifestar sintomas de depressão, o que justifica abordagens de tratamento adaptadas.

Dois fenómenos principais ocorrem em associação com a obstrução das vias aéreas superiores na apneia obstrutiva do sono (AOS):

- Fragmentação do sono: Ocorre devido a despertares neurofisiológicos recorrentes despoletados por apneias (paragem completa da respiração) e hipopneias (obstruções parciais das vias aéreas superiores). Estas interrupções perturbam o ciclo normal do sono, conduzindo a padrões de sono fragmentados.
- Hipoxemia intermitente: As quedas temporárias dos níveis de oxigénio no sangue, resultantes de episódios de obstrução das vias aéreas superiores, levam a uma hipoxemia intermitente. Esta manifesta-se como uma redução da saturação da oxihemoglobina na corrente sanguínea.

Tanto a fragmentação do sono como a hipoxemia intermitente são susceptíveis de afetar a manutenção da vigília diurna, a função cognitiva e o humor em indivíduos com AOS.[23]

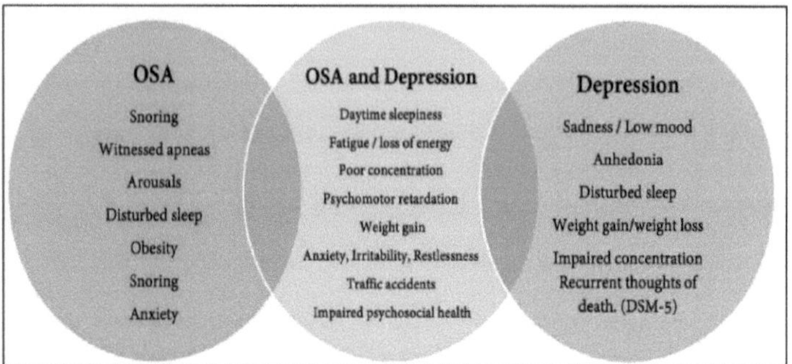

Figura 22: Os sintomas sobrepõem-se à AOS e à depressão

O papel da serotonina na neurobiologia da depressão e no controlo das vias aéreas superiores na AOS

O papel da serotonina na neurobiologia da depressão e no controlo das vias aéreas superiores na AOS. A serotonina tem sido implicada na depressão. A serotonina também influencia os neurónios motores dilatadores das vias aéreas superiores através do núcleo hipoglosso, que é ainda mais reduzido nos estados de sono. As anomalias na neurotransmissão central e periférica da serotonina têm sido apontadas como um potencial fator de depressão.[26] Com base nestes resultados, poder-se-ia colocar a hipótese de o papel da serotonina na atividade do músculo genioglosso através do nervo hipoglosso comprometer a permeabilidade das vias aéreas superiores. Embora a serotonina possa desempenhar um papel tanto na AOS como na depressão, o verdadeiro papel da serotonina permanece pouco claro.[82]

Sonolência diurna excessiva

A sonolência diurna excessiva é, de facto, a queixa mais comum e a apneia obstrutiva do sono (AOS) é a principal causa. Estudos epidemiológicos sugerem que a AOS afecta aproximadamente 1% a 5% dos homens adultos que apresentam sintomas.

Por exemplo, dados do Wisconsin Sleep Cohort Study revelaram que cerca de 24% dos homens de meia-idade e 9% das mulheres de meia-idade sofrem de AOS, definida por um índice de apneia-hipopneia (IAH) de pelo menos 5 eventos por hora de sono.[83]

Outros sintomas

É importante notar que, embora o mau desempenho escolar, a falta de concentração, a distração, a agressividade e a hiperatividade possam, de facto, ser sintomas associados à apneia obstrutiva do sono (AOS) nas crianças, não são necessariamente comuns ou exclusivos da AOS.

A apneia do sono não tratada pode ter efeitos profundos nas actividades diárias, na função cognitiva, no humor e na qualidade de vida em geral. A doença não só afecta a saúde do indivíduo, como também pode afetar as relações com os parceiros e prejudicar o funcionamento social. A deteção e intervenção precoces são vitais para atenuar os efeitos adversos da apneia do sono. Os profissionais de saúde, incluindo os dentistas, devem desempenhar um papel ativo no rastreio da apneia do sono e na recomendação de tratamentos adequados, como a terapia com aparelhos orais. Ao abordar prontamente a apneia do sono, os indivíduos podem sentir um maior bem-estar e reduzir o risco de complicações associadas à doença.

Efeitos e consequências para a saúde relacionados com a AOS

A AOS pode ser induzida por muitos factores. Os factores de risco ajudam-nos a utilizá-los para diagnosticar indivíduos com AOS. Além disso, atuar sobre estes riscos pode ajudar-nos a prevenir a ocorrência da AOS.

O impacto da AOS no sistema cardíaco

Doenças cardíacas e cardiovasculares

Grandes estudos epidemiológicos, como o Wisconsin Sleep Cohort Study, o Nurses' Health Study e o Sleep Heart Health Study, mostraram consistentemente uma associação entre a apneia obstrutiva do sono (AOS) e a hipertensão.[26]

Os indivíduos com AOS moderada a grave, indicada por valores mais elevados do índice de apneia-hipopneia (IAH), correm um risco acrescido de desenvolver hipertensão em comparação com os indivíduos sem AOS. Subgrupos específicos da população, incluindo crianças, também demonstram uma pressão arterial elevada associada à AOS. O tratamento da AOS, particularmente com terapia de pressão positiva contínua nas vias aéreas (CPAP), demonstrou melhorar a pressão arterial, sugerindo uma relação causal entre AOS e hipertensão.

Acidente vascular cerebral

Num estudo retrospetivo de caso-controlo que envolveu 177 homens com AVC, vários factores de risco, incluindo doença coronária, hipertensão, diabetes e ressonar habitual, foram significativamente associados ao enfarte cerebral, tanto no distrito carotídeo como no vertebrobasilar.[84]

A associação entre o ressonar e o enfarte cerebral foi particularmente forte, e esta associação foi ainda mais significativa quando os roncadores pesados tinham também uma história de apneia do sono, sonolência diurna e obesidade.

Insuficiência cardíaca

A apneia obstrutiva do sono (AOS) pode afetar a função cardíaca através de vários mecanismos patológicos, incluindo o aumento das pressões intratorácicas durante os esforços inspiratórios, levando a um aumento da pós-carga e da pré-carga, a hipoxemia causando uma diminuição do fornecimento de oxigénio ao miocárdio e um aumento da pressão arterial pulmonar, e os despertares frequentes aumentando a atividade nervosa simpática, potencialmente levando a danos no miocárdio.

A gravidade da AOS parece estar relacionada de forma dose-dependente com o risco de IC, como demonstrado em estudos como o Sleep Heart Health Study.

Embora não existam estudos longitudinais prospectivos de grande dimensão, ensaios mais pequenos que examinem o impacto da terapia com pressão positiva contínua nas vias respiratórias (CPAP) na IC sugerem uma possível relação causal entre a AOS e a IC.

Estudos demonstraram que a terapia com CPAP pode levar a melhorias na hipertrofia ventricular esquerda, pressão arterial, frequência cardíaca e fração de ejeção do ventrículo esquerdo em doentes com AOS e IC.[26]

Arritmias

Várias arritmias não fatais, como bradiarritmias, batimentos prematuros e fibrilhação auricular, foram descritas durante o sono e a vigília na AOS. O Sleep Heart Health Study mostrou que as pessoas com AOS grave [índice de perturbação respiratória (IDR) > 30] tinham uma probabilidade duas a quatro vezes maior de ter arritmias complexas em comparação com as pessoas sem AOS, mesmo após o ajuste para potenciais factores de confusão. 5[8]

Os doentes com apneia do sono não tratada têm um risco mais elevado de recorrência de fibrilhação auricular (FA) após cardioversão bem sucedida, em comparação com os doentes sem apneia do sono, independentemente de vários factores como a idade, o sexo, a terapêutica antiarrítmica, o índice de massa corporal (IMC), o estado funcional, as medidas ecocardiográficas, a diabetes ou a hipertensão.

O tratamento da apneia do sono com pressão positiva contínua nas vias aéreas (CPAP) reduz significativamente o risco de recorrência de FA. Em indivíduos com apneia obstrutiva do sono (AOS) não tratada, o risco de recorrência de FA está associado a níveis mais baixos de saturação nocturna de oxigénio.[26]

Doença das artérias coronárias

A prevalência de apneia obstrutiva do sono (AOS) em doentes com doença arterial coronária (DAC) varia entre 14% e 65%. Vários tipos de estudos, incluindo estudos transversais, de caso-controlo e longitudinais, mostraram consistentemente um aumento de duas a quatro vezes no risco de enfarte do miocárdio em pessoas que ressonam, em comparação com as que não ressonam, mesmo depois de terem sido considerados potenciais factores de confusão, como a obesidade, a hipertensão, o tabagismo e o consumo de álcool.

O índice de apneia foi identificado como um fator de risco independente para a doença cardíaca isquémica. Estes resultados sublinham a importância de reconhecer e tratar a AOS em doentes com doença coronária para mitigar

e o risco de eventos cardiovasculares.[86] A AOS é uma doença que pode causar uma paragem completa ou quase completa do fluxo de ar durante 10 segundos ou mais, e é definida por pelo menos cinco eventos de apneia ou hipopneia por hora de sono.

Hipertensão pulmonar

A hipertensão pulmonar é frequentemente observada em pacientes com apneia obstrutiva do sono (AOS), com taxas de prevalência relatadas que variam de 17% a 53%.[87]

Na maioria dos casos, a pressão da artéria pulmonar está apenas ligeiramente elevada (20 a 52 mmHg), a não ser que existam condições subjacentes, como doença pulmonar ou cardíaca, síndrome de hipoventilação da obesidade ou hipoxemia diurna crónica, que podem levar a uma hipertensão pulmonar grave.

Vários mecanismos têm sido propostos para elucidar a relação entre AOS e hipertensão pulmonar:

- A hipoxemia resultante de episódios de apneia pode desencadear vasoconstrição pulmonar, levando à hipertrofia do músculo liso e à remodelação vascular.

- As grandes pressões intratorácicas negativas geradas durante as apneias obstrutivas podem aumentar a pressão transmural do ventrículo esquerdo, aumentando assim a necessidade de oxigénio do miocárdio e diminuindo o débito cardíaco.
- Os despertares frequentes durante o sono podem estimular uma atividade excessiva do sistema nervoso simpático, contribuindo para a constrição vascular pulmonar.[88]

O impacto da AOS no sistema nervoso central

Os potenciais evocados durante a vigília, tais como os potenciais evocados relacionados com a respiração (RREP), fornecem informações valiosas sobre a função do sistema nervoso central (SNC) na apneia obstrutiva do sono (AOS). No entanto, a interpretação dos resultados de estudos que utilizam potenciais evocados na AOS é um desafio devido a variações metodológicas e a amostras de pequena dimensão. Os potenciais evocados envolvem o cálculo da média das respostas a estímulos em tempo real, o que ajuda a separar as respostas electroencefalográficas (EEG) relevantes (sinal) da atividade EEG de fundo (ruído). A forma de onda resultante contém picos positivos e negativos que reflectem a atividade cerebral.

Os componentes iniciais dos RREP (componentes iniciais da forma de onda), P1 e Nf, reflectem as respostas do SNC à estimulação respiratória. P1 origina-se do córtex somatossensorial primário, enquanto Nf surge da área motora suplementar. Os estudos que examinaram os componentes iniciais do RREP na

AOS produziram resultados mistos. Alguns não encontraram diferenças nas amplitudes de P1 ou Nf entre pacientes com AOS e controles, enquanto outros relataram latência mais curta de Nf em grupos com AOS. Além disso, um estudo observou uma menor potência de campo global (GFP) em pacientes com AOS, possivelmente indicando um processamento sensorial alterado.

Os componentes do potencial evocado posterior, como o N1 e o P300, estão associados ao processamento sensorial ou cognitivo subsequente dos estímulos. Os estudos que investigaram o N1 na AOS registaram resultados contraditórios, com alguns a sugerirem uma diminuição do N1 em doentes com AOS, possivelmente devido à sonolência.

Em geral, a literatura sobre potenciais evocados na AOS é limitada e inconclusiva, com vários factores como a gravidade da patologia, a idade, o IMC e os protocolos de estímulo a influenciarem os resultados. São necessárias mais pesquisas com amostras maiores e metodologias padronizadas para elucidar o impacto da AOS na função do SNC durante a vigília.[26]

O impacto da AOS no Sistema Nervoso Autónomo

Nas condições de apneia do sono, a pessoa afetada sofre de interrupções no sono devido a uma respiração desordenada. Quando a respiração é interrompida durante um certo período de tempo, o nível de oxigénio no sangue diminui. Isto é sentido pelo sistema nervoso autónomo (SNA), que ordena às artérias que fornecem oxigénio e sangue que se contraiam e aumentem a taxa de fluxo sanguíneo, provocando, por sua vez, uma pressão arterial mais elevada para satisfazer a procura. Se isto continuar, a pessoa acaba por desenvolver a tensão arterial elevada mesmo durante o dia.[3]

As alterações autonómicas nos doentes têm sido descritas através de vários métodos, avaliando a função do SNA quer diretamente com microneurografia, quer indiretamente através da sensibilidade barorreflexa (BRS, pelo método sequencial ou pela abordagem espetral cruzada), da análise da variabilidade da frequência cardíaca (HRV, tanto no domínio do tempo como da frequência) durante o sono e a vigília, ou de testes laboratoriais convencionais, incluindo o teste de pressão fria, o teste de preensão manual ou a medição da excreção urinária de catecolaminas.

- **Alterações do SNA e alterações cardiovasculares correspondentes na AOS**

Os efeitos agudos dos eventos obstrutivos são caracterizados por reduções da frequência cardíaca (FC) e da PA durante um evento apneico, em que há predomínio da atividade parassimpática, seguidos pelos típicos picos de FC e PA ao final do evento, com a recuperação da patência das vias aéreas. Embora várias vias fisiopatológicas diferentes estejam implicadas no desenvolvimento de picos de PA relacionados à AOS.

- Os barorreceptores arteriais localizados nos seios carotídeos e no arco aórtico detectam alterações na pressão arterial.
- São inervados pelos nervos glossofaríngeo e vago.
- As alterações no estiramento da parede carotídea ou aórtica, causadas por alterações na pressão arterial, estimulam os barorreceptores.

- Os aferentes barorreceptores primários enviam sinais excitatórios para o núcleo do trato solitário (NTS).

O NTS envia sinais através de duas vias eferentes:

- Via simpato-inibitória: O NTS inibe os neurónios simpatoexcitatórios na medula ventrolateral rostral.
- Via vagal: O NTS ativa diretamente os neurónios pré-ganglionares vagais no núcleo ambíguo, conduzindo a efeitos cardio-inibitórios.

Em geral, o barorreflexo ajuda a regular a pressão arterial modulando o fluxo simpático e parassimpático para o coração e os vasos sanguíneos.

- **Alterações do SNA e correspondentes alterações não cardiovasculares na AOS**

SNA que envolve o sistema cardiovascular e leva à hiperactivação, principalmente do ramo simpático, com aumento da frequência cardíaca e da pressão arterial.

- Regulação das pupilas pelo SNP e SNS: O sistema nervoso parassimpático (SNP) e o sistema nervoso simpático (SNS) controlam interactivamente a constrição e a dilatação das pupilas, respetivamente.
- Estudo em crianças com AOS: **Philby M *et al.* (2015)**[89] tentaram demonstrar uma disfunção neste mecanismo regulador em crianças com apneia obstrutiva do sono (AOS). No entanto, as medidas pupilométricas não revelaram diferenças significativas entre crianças com AOS grave e roncadores

habituais.

- Achados sobre os níveis de norepinefrina e pressão arterial: Apesar da ausência de diferenças pupilométricas, Philby e colegas encontraram variações notáveis nos níveis plasmáticos de norepinefrina e na pressão sanguínea em crianças com AOS grave, em comparação com os roncadores habituais. Isto sugere potenciais perturbações do sistema nervoso autónomo (SNA) associadas a distúrbios respiratórios do sono nestes indivíduos.

- Os estudos sobre a função do SNA em adultos mostraram pequenas alterações, indicando tipicamente uma função reduzida nos ramos simpático e parassimpático. No entanto, é necessária mais investigação para compreender plenamente o impacto dos distúrbios respiratórios do sono na regulação autonómica em adultos.
- Xerostomia e desequilíbrio do SNA: Embora a xerostomia (boca seca) possa ocorrer em várias condições, é frequentemente atribuída a um desequilíbrio do sistema nervoso autónomo (SNA) quando não é causada por danos nas glândulas salivares.
- Achados de **Kirkness J *et al.* (2005)**[90] e colegas que os doentes com AOS apresentam um aumento da tensão superficial do líquido de revestimento da mucosa das vias aéreas superiores, mas não observaram taxas de fluxo salivar anormais.
- SNA que envolvem o sistema cardiovascular, e que levam à hiperactivação principalmente do ramo simpático com aumento da frequência cardíaca e dos picos de pressão arterial. No entanto, alterações correspondentes não foram

claramente demonstradas para outras funções reguladas pelo SNA (Figura 23).[91]

A AOS leva a alterações significativas do sistema nervoso autónomo, particularmente através do aumento da atividade do sistema nervoso simpático, que resulta num aumento da frequência cardíaca e da pressão arterial. Embora os estudos pupilométricos em crianças com AOS grave não tenham revelado diferenças significativas em comparação com os roncadores habituais, o aumento dos níveis de norepinefrina e da pressão arterial indica perturbações do SNA. As crianças com AOS grave apresentam um aumento da atividade do sistema nervoso simpático, evidente através de níveis elevados de norepinefrina e picos de pressão arterial. Esta resposta simpática aumentada pode afetar a saúde cardiovascular e o bem-estar geral.

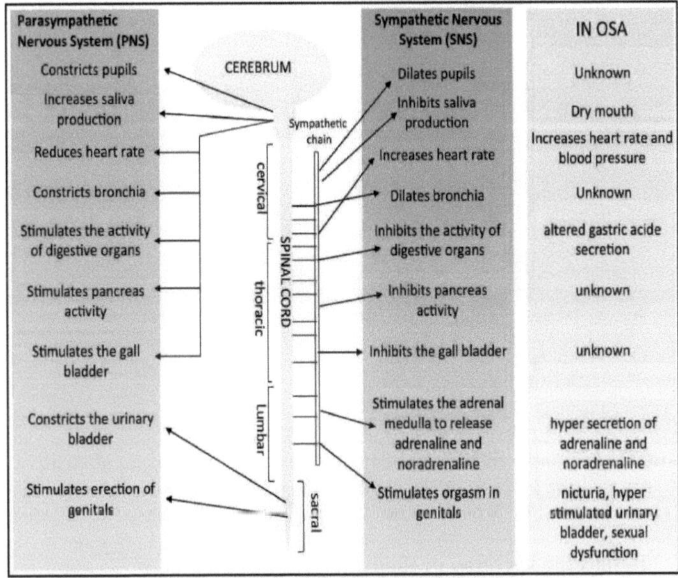

Figura 23: Alterações simpáticas e parassimpáticas na AOS.

Associação entre Hipertensão e AOS

A fisiopatologia da hipertensão na AOS é complexa e depende de vários factores, tais como o aumento do tónus simpático, a vasoconstrição periférica, o aumento da atividade da renina-angiotensina-aldosterona e a alteração dos reflexos barorreceptores. Os factores que ligam a fisiopatologia da HTN e da AOS são a hipoxemia, a deslocação nocturna de fluidos, um aumento do tónus simpático com uma diminuição do tónus parassimpático, a qualidade do sono prejudicada e o sistema renina-angiotensina-aldosterona (Figura 24).

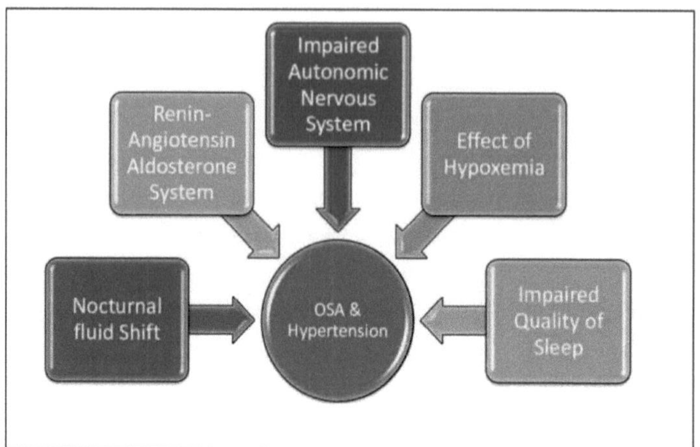

Figura 24: Factores relacionados com a hipertensão e a apneia obstrutiva do sono (AOS)

- **Deslocação nocturna de fluidos**

Durante a noite, o líquido dos membros inferiores é redistribuído para o pescoço, o que causa maior obstrução e aumento da PA e episódios de hipopneia ou hipóxia em pacientes com HTN e AOS. Para além disso, o aumento dos níveis de aldosterona potencia a retenção de líquidos, aumentando assim a obstrução das vias aéreas superiores.

- **Sistema renina-angiotensina-aldosterona**

A renina-angiotensina-aldosterona é um sistema hormonal que regula a PA, os fluidos e o equilíbrio eletrolítico do organismo. A renina produzida pelos rins, juntamente com enzimas, provoca a conversão do angiotensinogénio em angiotensina I, que é posteriormente convertida em angiotensina II. A angiotensina II é um forte peptídeo vasoconstritor que causa vasoconstrição e aumenta a PA. Os episódios recorrentes de obstrução das vias aéreas superiores levam à hipóxia, que por sua vez leva a um aumento da ativação da renina. Uma meta-análise de 2016 de 13 estudos revelou que os pacientes com AOS têm níveis mais elevados de angiotensina II e aldosterona, especialmente nos casos com hipertensão coexistente.[92]

- **Qualidade do sono prejudicada**

A AOS é uma das causas mais importantes da má qualidade do sono. O sono deficiente ou a deficiência de sono é também um potencial fator de hipertensão.

- **Papel do sistema nervoso autónomo**

O sistema nervoso simpático é ativado e o sistema nervoso parassimpático é desativado por alterações nos níveis de CO2 e O2; o aumento do CO2 e a diminuição do O2 são causados pelos eventos de apneia. O aumento dos níveis de catecolaminas, juntamente com as alterações do sistema nervoso autónomo, continua durante o dia e pode causar o desenvolvimento de hipertensão.[26]

- **Efeito da hipoxemia mediado por citocinas**

Foi observado que a AOS se correlaciona com um aumento da carga de inflamação sistémica e com concentrações mais elevadas de proteína C-reactiva de alta sensibilidade (PCR-us), interleucina (IL)-1, IL-8, IL-6, fator de necrose tumoral alfa (TNF-α), Rantes e sICAM. O stress oxidativo causado pela AOS actua como uma lesão de reperfusão isquémica, levando à libertação de espécies reactivas de oxigénio. Este aumento global do stress oxidativo leva a um aumento do risco cardiovascular.[93]

Diagnóstico diferencial da AOS

Existem inúmeras causas para uma queixa de sonolência diurna excessiva que também devem ser consideradas no diagnóstico diferencial. (Tabela 10) É importante considerar a avaliação de outras causas de hipersónia, especialmente porque os doentes com apneia obstrutiva do sono podem também ter outras perturbações do sono responsáveis pela má qualidade do sono.[93,94]

Quadro 10: Diagnóstico diferencial da AOS

Insufficient sleep
Obstructive sleep apnea
Central sleep apnea *
Narcolepsy
Idiopathic hypersomnia
Circadian rhythm disorders
Restless legs syndrome
Medications
Drugs of abuse
Traumatic brain injury
Neurodegenerative disorders (e.g., dementia, Parkinson's disease)

Sono insuficiente:

- Pontos diferenciais: Pode ser difícil de diferenciar clinicamente.
- Teste de diferenciação: Deve ser utilizado o diário do sono e/ou a actigrafia.

No entanto, o tempo total de sono pode estar sub ou sobrestimado. A polissonografia é realizada para excluir a AOS se existirem factores de risco adicionais.

Apneia central do sono e respiração de Cheyne-Stokes (CS):

- Pontos diferenciais: Episódio recorrente de apneia com ausência de esforço respiratório. CSB associado a ICC, insuficiência renal ou doença cerebrovascular, que não está necessariamente presente na AOS.
- Teste de diferenciação: Polissonograma: na AOS há evidência de esforço toracoabdominal, enquanto os episódios de apneia central são desprovidos de sinal de esforço nos sensores toracoabdominais. No CSB, observa-se uma alteração crescente-decrescente da amplitude respiratória intercalada por episódios de apneia ou hipopneia central. Está a ser desenvolvido um novo teste portátil, que também pode detetar a apneia central do sono.

Narcolepsia

- Pontos diferenciais: O nível de sonolência na narcolepsia pode ser mais elevado na Escala de Sono de Epworth. Alguns doentes com narcolepsia têm cataplexia, alucinações hipnagógicas e paralisia do sono.
- Teste de diferenciação: A AOS tem de ser excluída ou comprovada para ser tratada de forma adequada. Após a exclusão da AOS através da polissonografia, pode ser efectuado um teste de latência múltipla do sono (MLST) para avaliar a narcolepsia.

Hipersónia: (devido a drogas e substâncias utilizadas)

- Pontos diferenciais: Pode ser difícil de diferenciar clinicamente
- Teste de diferenciação: Deve ser efectuada uma análise de urina ou toxicológica da substância suspeita. Se o doente estiver afastado das drogas e os sintomas persistirem, deve ser efectuada uma polissonografia.

Perturbações do ritmo circadiano:

- Ponto diferencial: Padrões irregulares de sono-vigília não alinhados com o ciclo típico dia-noite.
- Teste diferencial: diagnosticado através de registos do sono e da actigrafia, com enfoque nos padrões de sono, na actigrafia (dispositivo vestível para monitorizar os padrões de sono-vigília) e na avaliação dos níveis de melatonina.

Síndrome das pernas inquietas:

- Ponto diferencial: Sensações incómodas nas pernas (por exemplo, formigueiro, rastejar, comichão) que levam a uma vontade irresistível de as mover, normalmente agravadas pelo repouso e aliviadas pelo movimento.
- Testes de diagnóstico: Diagnóstico baseado nos sintomas clínicos e nos critérios estabelecidos pelo International Restless Legs Syndrome Study Group.

Outra condição médica:

Certos diagnósticos médicos colocam os doentes em maior risco de apneia obstrutiva do sono. Estes incluem doenças pulmonares, como a doença pulmonar obstrutiva crónica e a asma, bem como doenças neurológicas, como o acidente vascular cerebral ou perturbações neuromusculares. Os doentes com perturbações craniofaciais ou hipoplasia da face média, como os doentes com fenda palatina ou síndrome de Down, correm um risco mais elevado de perturbações respiratórias do sono. Os doentes com doenças cardíacas, como a insuficiência cardíaca e as arritmias cardíacas (fibrilhação auricular), apresentam taxas muito elevadas de apneia central e obstrutiva do sono.[94]

  - Hipoventilação relacionada com o sono
  - Turnos rotativos
  - Dor crónica

- Doença neurológica
- Deficiência de vitaminas
- Depressão
- Anomalias metabólicas
- Hipotiroidismo
- Síndrome do movimento periódico dos membros

O diagnóstico diferencial da apneia obstrutiva do sono envolve a consideração de várias condições médicas e relacionadas com o sono com sintomas semelhantes e a utilização de testes de diagnóstico adequados para as diferenciar. É essencial efetuar uma avaliação exaustiva para diagnosticar e tratar com precisão os doentes que apresentam sintomas sugestivos de AOS.[94]

Diagnóstico da AOS

O diagnóstico da AOS é crucial para prevenir complicações de saúde graves, melhorar a qualidade de vida, manter relações saudáveis, otimizar o desempenho profissional, salvaguardar a saúde mental e garantir a segurança. O diagnóstico e a intervenção precoces podem melhorar significativamente os resultados dos indivíduos com AOS. Os vários passos a seguir para o diagnóstico são[16,93]

- Fazer história.
- Exame físico
- Questionário.
- Polissonografia.
- Manobra de Muller
- Rinometria acústica / Rinomanometria
- Ressonância magnética dinâmica do sono, endoscopia do sono induzida por fármacos (DISE)

História:

É importante conhecer outros sintomas noturnos, como as apneias testemunhadas, e sintomas diurnos, como a sonolência diurna excessiva, a dor de cabeça matinal e a dificuldade de concentração.

Um dos diagnósticos é a Escala de Sonolência de Epworth (Tabela 11), que pode tentar medir rapidamente o nível de sonolência durante o dia, tal como relatado pelo doente.[93]

Quadro 11: Escala de sonolência de Epworth (De: Johns MW. Um novo método para medir a sonolência diurna: a escala de sonolência de Epworth.

Epworth Sleepiness scale

Using the following scale, circle the most appropriate number for each situation.

0=would doze, less than once a month

1=slight chance of dozing

2=moderate chance of dozing

3=high chance of dozing

Situation Chance of Dozing				
Sitting and reading	0	1	2	3
Watching TV	0	1	2	3
Sitting inactive in a public place (theatre, in a meeting)	0	1	2	3
As a passenger in a car for an hour without a break	0	1	2	3
Lying down to rest in an afternoon	0	1	2	3
Sitting and talking to someone	0	1	2	3
Sitting quietly after a lunch without alcohol	0	1	2	3
In a car, while stopped for a few minutes in traffic	0	1	2	3

8 numbers you have circled TOTAL = ____________

Exame físico:

- Avaliação do índice de massa corporal (IMC).
- Medição do perímetro do pescoço.
- Avaliação da tensão arterial.

Exame específico dos ouvidos, nariz e garganta, incluindo:

- Presença de desvio do septo nasal.
- Hipertrofia dos cornetos nasais.
- Eritema/descarga da mucosa nasal.

- Pólipos nasais.
- Colapso da válvula nasal.
- retrognatismo.
- Hipoplasia maxilar.
- Paladar de arco alto.
- Sobremordida.
- Mordida cruzada.
- Sobrejacto.

Exame da orofaringe para:

- Diminuição das dimensões anteroposterior e lateral.
- Macroglossia.
- Anquiloglossia.
- Marcas dentárias na língua.
- Hipertrofia das amígdalas.

Questionário:

Os questionários e algoritmos utilizados no rastreio da AOS incluem a Escala de Sonolência de Epworth (Tabela 12), o Questionário de Berlim, o Stop-BANG, a pontuação clínica da apneia do sono, o Índice de Kushida, a pontuação da SAOS, o OSA50, o Questionário Multivariável de Previsão da Apneia e os modelos morfométricos.

Polissonografia: (PSG)

A PSG em laboratório, que consiste na monitorização simultânea de múltiplos parâmetros fisiológicos durante o sono, na presença de pessoal técnico qualificado, é o teste atual recomendado como padrão-ouro para a deteção da AOS. A polissonografia (PSG) é um estudo do sono realizado durante a noite, com a presença de um técnico do sono, durante o qual são medidos pelo menos sete sinais fisiológicos diferentes, e é um estudo de nível I. A PSG é considerada o "padrão de ouro" em medicina do sono relativamente aos estudos do sono baseados em objectivos.[94]

Quadro 12: Níveis de estudos do sono.

Type I	A standard attended in-laboratory polysomnography (PSG) with a minimum of seven parameters measured (electroencephalogram—EEG; electrooculogram—EOG; chin electromyogram—EMG; electrocaradiogram—ECG; airflow; respiratory effort; oxygen saturation).
Type II	A comprehensive portable PSG that usually measures the same parameters as Type I, but it can be unattended.
Type III	Also referred to as a cardiorespiratory sleep study. A modified portable sleep apnea testing with a minimum of four parameters measured (heart rate or ECG, oxygen saturation, and at least two channels of respiratory movement or respiratory movement and airflow) and it is unattended.
Type IV	A continuous or dual bioparameter recording with a minimum of one parameter measured (oxygen saturation, flow, or chest movement) and it is unattended.

Os parâmetros fisiológicos medidos durante uma PSG incluem a monitorização simultânea e contínua de, pelo menos, a atividade das ondas cerebrais, os movimentos oculares, a atividade muscular das pernas e da mandíbula, a posição do corpo, a frequência e o ritmo cardíacos, a pressão arterial, o ressonar e a atividade respiratória, que inclui os padrões de respiração e a saturação de oxigénio. A análise dos dados destas várias medições pode revelar actividades de perturbação do sono, como eventos apneicos, eventos hipopneicos, bruxismo, ressonar e respiração de Cheyne-Stokes. Um resumo de todos os dados da PSG pode ser refletido numa forma gráfica denominada hipnograma, que fornece uma visão abrangente da arquitetura do sono relativamente às fases do sono.[94]

Um resumo de todos os dados da PSG pode ser refletido numa forma gráfica chamada hipnograma, que fornece uma visão abrangente da arquitetura do sono relativamente às fases do sono.

Manobra de Muller:

A Manobra de Muller é uma técnica de diagnóstico utilizada na avaliação da obstrução das vias aéreas superiores. A nasofaringoscopia, também conhecida como faringoscopia de fibra ótica, é frequentemente utilizada pelo otorrinolaringologista para avaliar a via aérea. Um tubo flexível com uma luz de fibra ótica e uma câmara permite a visualização dinâmica e dependente do estado da via aérea, desde o nariz até à laringe. Durante esta avaliação, é observado o efeito da inspiração com o nariz e a boca fechados, designado por manobra de Mueller. Esta técnica clínica reproduz o efeito de eventos obstrutivos na via aérea, indicando assim o impacto dos eventos de apneia na via aérea, bem como identificando o local específico de obstrução associado à AOS. Um estudo constatou que 60% dos pacientes com apneia do sono apresentavam oclusão completa da via aérea, 40% apresentavam múltiplos sítios de obstrução e havia redução do tamanho e aumento da colapsabilidade da via aérea, que se correlacionavam com o aumento do índice de apneia-hipopneia. [94]

Rinometria acústica / Rinomanometria:

A rinometria acústica e a rinomanometria são dois instrumentos de diagnóstico utilizados para avaliar a função e a obstrução nasal. Segue-se uma breve explicação de cada um deles:

Rinometria acústica:

A rinometria acústica envolve a medição de ondas sonoras reflectidas para avaliar a geometria interna do nariz. Funciona através da emissão de ondas sonoras na cavidade nasal e da medição das reflexões para gerar informações sobre a geometria nasal, como a área da secção transversal e o volume em diferentes pontos ao longo da passagem nasal. Esta informação ajuda os médicos a avaliar a permeabilidade nasal e a identificar áreas de obstrução. A rinometria acústica é relativamente não invasiva e requer uma participação mínima dos pacientes, o que a torna adequada para utilização em crianças e indivíduos que podem não cooperar com outros procedimentos de diagnóstico, como endoscopia ou imagiologia.[95]

Rinomanometria:

A rinomanometria é uma técnica utilizada para medir objetivamente o fluxo de ar nasal. Normalmente, envolve a utilização de transdutores de pressão e uma máscara facial colocada sobre o nariz para medir a pressão e o fluxo de ar através das passagens nasais. Ao avaliar a resistência ao fluxo de ar, a rinomanometria fornece informações valiosas sobre a obstrução nasal e a dinâmica do fluxo de ar. Esta técnica é particularmente útil para avaliar condições como congestão nasal, desvios septais ou colapso da válvula nasal. Embora a rinomanometria exija equipamento especializado que vai além da prática clínica de rotina, ela serve como um complemento importante para a avaliação da obstrução nasal, especialmente em pacientes selecionados em que são necessárias medições detalhadas do fluxo de ar para o diagnóstico e o planeamento do tratamento.[93]

Ressonância magnética dinâmica do sono:

A RM dinâmica do sono tem como vantagens a natureza dinâmica, a capacidade de avaliar a via aérea de forma multiplanar e informações mais realistas obtidas no estado de sono ou num estado de sono simulado. Embora atualmente utilizadas no contexto da investigação, estas abordagens podem ajudar a compreender melhor os níveis de obstrução e o impacto de vários tratamentos.

Endoscopia do sono induzida por drogas (DISE):

A endoscopia do sono induzida por fármacos (DISE) foi introduzida como uma alternativa à endoscopia convencional para representar com maior exatidão os padrões de colapso durante o estado de sono. A DISE aproxima-nos da compreensão da dinâmica das vias aéreas durante o sono. Parece que a endoscopia em vigília e a DISE detectam igualmente bem o colapso retropalatal, mas a DISE pode identificar mais frequentemente o colapso retro-lingual e hipofaríngeo, bem como, mais especificamente, o colapso da parede lateral da faringe. Apesar de algumas deficiências, estão a surgir cada vez mais dados sobre padrões de colapso na DISE que prevêem o sucesso de várias intervenções cirúrgicas.

Diagnóstico das perturbações do sono na criança e na adolescência:

O reconhecimento de perturbações do sono em crianças e adolescentes envolve técnicas de questionamento adequadas e a identificação de sinais relacionados. Embora um simples questionário possa ajudar a determinar se um indivíduo está em risco de sofrer de uma perturbação do sono, não pode diagnosticar a doença. Foram desenvolvidos vários questionários para este efeito:[94]

- Escala Pediátrica de Sonolência Diurna: Consiste em oito perguntas adaptadas para crianças do ensino médio, com foco na relação entre sonolência diurna e desempenho escolar.
- Questionário OSA-18 sobre distúrbios respiratórios do sono em pediatria: Avalia questões de qualidade de vida relacionadas com a apneia obstrutiva do sono (AOS), avaliando sintomas, perturbações do sono e funcionamento diurno.
- Questionário Pediátrico do Sono: Um questionário generalizado que abrange várias questões relacionadas com a perturbação do sono em crianças e adolescentes. (Tabela 13)

Tabela 13: Condições congénitas mais comuns que predispõem a criança a perturbações respiratórias relacionadas com o sono.

Down syndrome	Pierre Robin syndrome
Prader–Willi syndrome	Achondroplasia
Asperger syndrome	Chiari malformation

O Questionário do Sono foi concebido como um questionário de tipo generalizado que abrange uma vasta gama de questões relacionadas com a perturbação do sono. (Tabela: 14) representa um questionário de sono pediátrico generalizado.[94]

Quadro 14: Questionário geral do sono pediátrico

Name: Age: Gender:

While Sleeping, Does Your Child:

___ Snore more than half the time ___ Always snore
___ Have heavy or loud breathing ___ Snore loudly
___ Have trouble breathing or struggles to breathe
___ Ever stop breathing at night?

Does Your Child ...?

___ Tend to breathe through the mouth during the day
___ Have a dry mouth upon waking up in the morning
___ Occasionally wet the bed
___ Grind his/her teeth while sleeping
___ Have any bite problems or crowded teeth
___ Wake up unrefreshed in the morning
___ Have a problem with daytime sleepiness
___ Have a teacher or anyone who has commented about sleepiness during the day
___ Have difficulty waking up in the morning
___ Wake up with headaches
___ Have any history of growth problems
___ Have an overweight issue: weight is___
height is___
___ Complain of restless or achy legs
___ Have arms and/or legs that twitch during sleep
___ Have nightmares (more than one per week)

- Durante a avaliação oral, certos sinais faciais podem sugerir um risco de perturbações respiratórias relacionadas com o sono (SRBD), como a apneia obstrutiva do sono:

Rostos adenoidais: Rosto redondo com um olhar vazio.

Canelas alérgicas: Círculos escuros sob os olhos devido à redução da respiração nasal e aumento da respiração bucal.

Má vedação dos lábios: Lábios afastados, dificuldade em manter a vedação

Narinas pequenas: Aberturas nasais contraídas.

Prega nasal: Linha horizontal na ponte do nariz, que pode indicar uma saudação alérgica e alergias.

Estas caraterísticas sugerem uma potencial SRBD, o que leva a que se recorra a um especialista do sono para uma avaliação e tratamento mais aprofundados.

O reconhecimento destes sinais, juntamente com um historial completo, ajuda a identificar potenciais riscos de SRBD antes da avaliação clínica.[94]

Avaliação intra-oral:

Alguns resultados podem sugerir um risco acrescido de perturbações respiratórias relacionadas com o sono (SRBD), como a apneia obstrutiva do sono:

- Bruxismo ou dentes desgastados: Ranger ou desgaste dos dentes
- Mordida cruzada e/ou palato alto: Desalinhamento dentário ou palato elevado.
- Língua recortada: Indentações nos lados da língua.
- Úvula inchada ou alargada: A úvula parece aumentada.
- Amígdalas aumentadas: As amígdalas estão visivelmente aumentadas.

- Mordida Profunda ou Colapsada: Sobreposição vertical excessiva dos dentes superiores e inferiores.

Embora o tamanho do pescoço também possa ser um fator, o seu papel no risco de SRBD pediátrico está menos definido do que nos adultos.

Estudo do sono em crianças:

Nas crianças, os estudos do sono são o método mais eficaz para diagnosticar a apneia obstrutiva do sono (AOS). Ao contrário dos adultos, não existem valores de dados padronizados para a gravidade da AOS em crianças. No entanto, as diretrizes da American Thoracic Society (ATS) sugerem que um índice de apneia-hipopneia (IAH) superior a 5, com níveis de oxigénio no sangue inferiores a 92%, indica AOS. (Tabela 15) Estes limiares são inferiores aos dos adultos devido à natureza progressiva da AOS nas crianças. Os sintomas da AOS não tratada podem agravar-se ao longo do tempo se não forem tratados de imediato.

Tabela 15: Valores polissonográficos (estudo do sono) para a apneia do sono na população pediátrica.

Diagnosis	Apnea index (AI) events per hour	Oxygen saturation
Mild	1–4	86–91%
Moderate	5–10	76– 85%
Severe	>10	≤75%

O número de horas de sono varia com a idade, e acredita-se que seja superior ao necessário para um adulto (Quadro:16).[96]

Quadro 16: Horas de sono recomendadas para crianças e adolescentes

Age range	Ideal hours of sleep
Infants	
0–3 months	15–17
3–18 months	13–15
Toddlers	
1–3 years	12–14
3–5 years	11–13
5–12 years	10–11
Adolescents (early teens)	8.5–9.25
Teens (mainly high school)	8.5–9.5

Durante um exame da cavidade oral, os dentistas devem avaliar a hipertrofia adenotonsilar, que é um indicador primário de apneia obstrutiva do sono (AOS). Uma pontuação de Mallampati mais elevada, indicando um aumento da obstrução das vias aéreas, é também um indicador significativo de AOS.[97] (Figura:26) O tamanho das amígdalas correlaciona-se positivamente com a gravidade da AOS, o que significa que amígdalas maiores indicam uma AOS mais grave. Para além disso, cada ponto de aumento na pontuação de Mallampati aumenta seis vezes a probabilidade de desenvolver AOS. As crianças que apresentem sinais de suspeita de AOS, tais como ressonar regularmente, amígdalas grandes ou uma pontuação de Mallampati elevada, devem ser encaminhadas para uma polissonografia (PSG) para confirmar o diagnóstico. A oximetria nocturna também pode ser utilizada como um teste adjuvante para avaliar os doentes com AOS.[4]

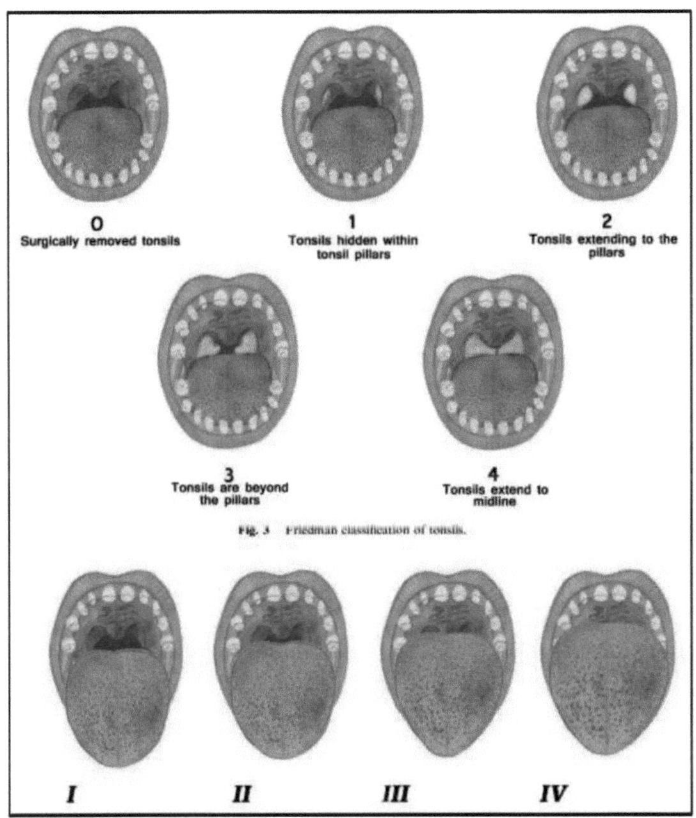

Figura 25: A classificação de Mallampati.

O diagnóstico exato e imediato da AOS é imperativo para o tratamento atempado e para evitar complicações adicionais causadas pela AOS. É necessário um historial médico e do sono detalhado, bem como um exame da cavidade oral, quando o doente se apresenta na clínica dentária. A maioria dos pais não fornece voluntariamente informações sobre os sinais e sintomas óbvios. Os dentistas devem perguntar-lhes especificamente sobre sinais e sintomas como o ressonar e alterações frequentes da postura durante o sono para diagnosticar os sintomas básicos da

AOS.[*4]

Tratamento da AOS

O plano de tratamento da AOS deve basear-se numa análise cuidadosa das necessidades individuais do doente e dos objectivos do tratamento. Se o plano de tratamento envolver um dentista, deve ser elaborado um plano de tratamento, monitorização e acompanhamento a longo prazo por todos os profissionais envolvidos.

Recomenda-se que o tratamento e a gestão da AOS não sejam efectuados sem a indicação de um médico

A gestão pode ser dividida em:[94]

- Tratamento não cirúrgico
- gestão de aparelhos dentários
- Tratamento cirúrgico

Tratamento não cirúrgico:

Pressão Positiva nas Vias Aéreas (PAP)

Manutenção da permeabilidade das vias aéreas superiores A pressão positiva nas vias aéreas (PAP) cria um efeito de "tala pneumática", apoiando a estrutura das vias aéreas superiores. (Figura: 27)

Método de administração: Os dispositivos PAP fornecem fluxo de ar pressurizado através de uma interface de máscara, levando à dilatação das vias aéreas superiores e a alterações no volume pulmonar.[94]

3 Modos PAP primários:

1. Pressão positiva contínua nas vias respiratórias (CPAP)
2. Pressão positiva bilevel nas vias respiratórias (BiPAP)
3. Pressão positiva auto-ajustável nas vias respiratórias (APAP)

Modo de alívio da pressão expiratória (CPAP flexível) - está a receber atenção como um quarto modo.

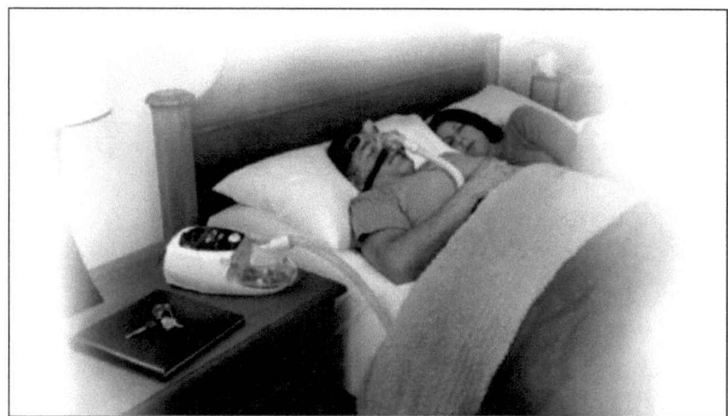

Figura 26: A PAP é o principal tipo de terapia para AOS e SRBD.

Indicações para a terapia PAP:

- Eficaz para as perturbações respiratórias relacionadas com o sono (SRBD) que envolvem o colapso dos tecidos moles da orofaringe ou o estreitamento das vias respiratórias superiores, como a AOS.
- Os objectivos incluem a redução da sonolência diurna excessiva (SDE), a prevenção de problemas cardiovasculares, como a hipertensão arterial,

e a melhoria da qualidade do sono dos parceiros de cama.

- A terapia PAP melhora a qualidade de vida dos indivíduos com AOS e dos seus parceiros de cama.[23,93]
- Eficaz nos casos de AOS moderada a grave e pode também ser benéfico nos casos de AOS ligeira, embora a adesão possa ser menor.
- As diretrizes da Medicare para o reembolso da terapia PAP servem de referência para as indicações, exigindo sintomas ou sinais de incapacidade significativa para os casos de AOS ligeira.

Mecanismo de PAP:

- Fluxo de ar pressurizado: Os dispositivos PAP fornecem ar pressurizado através das passagens nasais e das vias respiratórias superiores para os pulmões.
- Patência das vias aéreas: O fluxo de ar pressurizado mantém a permeabilidade das vias aéreas através de: Criando patência na área da válvula nasal e na região orofaríngea, Deslocamento anterior da base da língua e do palato mole, Distensão das paredes laterais da faringe.[98]
- Efeito da tala pneumática: A PAP actua como uma "tala pneumática", evitando o colapso das vias aéreas superiores durante o sono.
- Pressão Intraluminal Positiva: Em comparação com a pressão atmosférica, a PAP gera uma pressão intraluminal positiva, resultando na dilatação das vias aéreas superiores.

- Aumento da área e do volume da secção transversal das vias aéreas: Demonstrado por tomografia axial computorizada e ressonância magnética.
- Redução da atividade muscular das vias aéreas superiores: A abertura da via aérea reduz a atividade muscular, diminuindo a resistência muscular.[23,94]

Tipo de modo PAP:

CPAP (Pressão Positiva Contínua nas Vias Aéreas):

- Mantém uma pressão de fluxo de ar fixa durante a inspiração e a expiração. Frequentemente utilizado com uma interface de máscara adequada e humidificação opcional. (Figura:27)

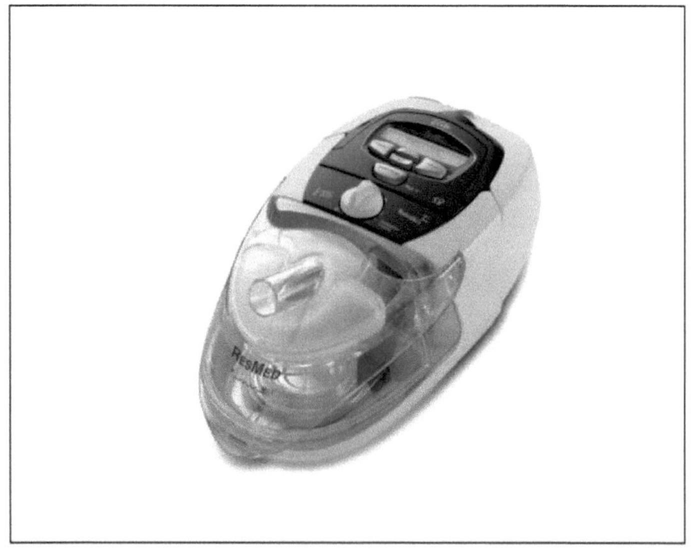

Figura 27: Um exemplo de um dispositivo PAP que incorpora um sistema de aquecimento incorporado

APAP (pressão positiva auto-ajustável nas vias respiratórias):

- Ajusta automaticamente a pressão do fluxo de ar com base na permeabilidade das vias respiratórias superiores.
- Varia a pressão durante o sono com base em factores respiratórios.

BiPAP (Pressão Positiva Bilevel nas Vias Aéreas):

- Proporciona uma pressão inspiratória mais elevada e uma pressão expiratória mais baixa.
- Pode melhorar o conforto dos utilizadores que consideram a pressão contínua desconfortável.

CPAP flexível:

- Permite que a pressão do fluxo de ar diminua abaixo do nível prescrito durante o início da expiração e regresse ao nível prescrito no final da expiração.
- Exemplo: C-Flex da Respironics.

- Pode melhorar a tolerância e a adesão do paciente em comparação com o CPAP tradicional.

Tipos de interfaces de máscara PAP:

Máscara nasal: Cobre todo o nariz, criando uma vedação acima do lábio superior, contra as bochechas e na ponte do nariz.

Almofadas nasais: Pequenos componentes de borracha que se encaixam nas narinas, ligados à correia da cabeça para manter a posição.

Máscara facial completa: Cobre o nariz e a boca em simultâneo, útil para quem respira pela boca ou tem congestão nasal.

Máscara oral-nasal: Fornece fluxo de ar para as vias respiratórias nasais e orais simultaneamente.

Máscara oral: Ignora totalmente o nariz, dirigindo o fluxo de ar apenas para os tecidos orais. A humidificação é necessária nas máscaras orais para evitar a secura dos tecidos orais (Figura:28).

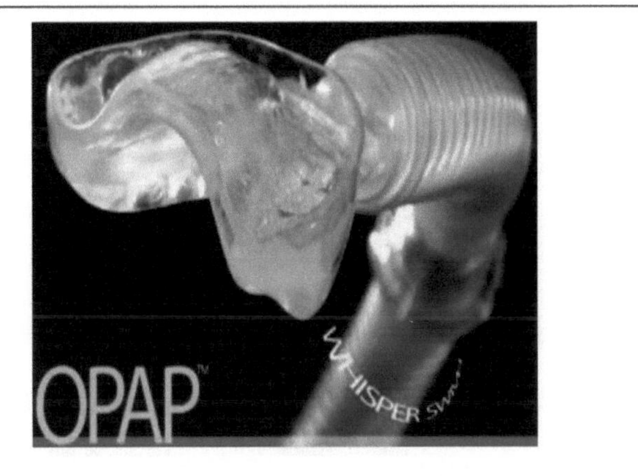

Figura 28: Um exemplo de uma interface de aparelho bucal PAP.

Possíveis efeitos secundários da terapia PAP

- Boca seca
- Tubos emaranhados
- Condensação

Intervenção cirúrgica:

Objetivo da intervenção cirúrgica:

- Melhorar a permeabilidade das vias respiratórias durante o sono através do alargamento das vias respiratórias superiores e da correção da anatomia desproporcionada.

- Indicado após intervenções não cirúrgicas sem sucesso, como PAP, abordagens comportamentais e aparelhos orais, ou quando é identificada uma estrutura anormal dos tecidos moles.

Avaliação pré-cirúrgica:

- Identificar áreas específicas nas vias aéreas superiores que contribuem para ou causam a AOS.
- Determinar a abordagem cirúrgica adequada.
- Avaliar as áreas prováveis de envolvimento anatómico no estreitamento ou colapso das vias aéreas.
- Verificar se existem patologias, como neoplasias ou quistos.[23]

Achados clínicos comuns associados à AOS:

- Palato mole grande ou alongado.
- Úvula espessada ou alongada.
- Língua aumentada, sobretudo na base.
- Desvio do septo nasal.
- Cornetos nasais hipertróficos.
- Presença de pólipos nasais.
- Mandíbula hipoplásica ou retrognática.[99]

Componentes da avaliação ideal:

- Polissonografia (PSG) para determinar a extensão do distúrbio respiratório.

História completa.

- Exame clínico exaustivo da cabeça e do pescoço, incluindo exame nasofaríngeo através de endoscópio flexível de fibra ótica.
- Estudos imagiológicos complementares como a cefalometria, a ressonância magnética e a tomografia computorizada.

Limitações do exame clínico:

- A natureza subjectiva pode não avaliar completamente as vias aéreas superiores.
- Realizado quando o paciente não está num verdadeiro estado de sono.

Sistemas de classificação para a anatomia da faringe:

- Classificação de Mallampati: Baseada na posição do palato, utilizada como indicador de prognóstico para dificuldades de intubação traqueal.
- Classificações de Friedman: Relacionadas com a posição da língua e o tamanho das amígdalas em relação ao palato, investigadas como indicadores de prognóstico para a presença e gravidade da obstrução na hipofaringe.

Incorporação num exame completo: Utilizar os sistemas de classificação juntamente com um exame completo da cabeça e do pescoço.[100]

Tipo de cirurgia:[154]

Traqueostomia:

- Originalmente utilizado para o tratamento da AOS, mas já não é habitual devido à terapia PAP e a outras cirurgias.
- Contorna a obstrução das vias aéreas superiores, sendo eficaz em casos graves e com risco de vida.
- Indicado quando a terapia PAP é intolerável ou inadequada, ou para controlo das vias aéreas durante a reconstrução.[101]

Cirurgia nasal:

- Melhora a permeabilidade das vias aéreas nasais, o que pode afetar a resistência das vias aéreas superiores e contribuir para a AOS.
- Trata de problemas como rinite, congestão nasal, desvio do septo, hipertrofia dos cornetos e pólipos nasais.
- Os procedimentos mais comuns incluem a septoplastia, a turbinoplastia, a turbinectomia, a polipectomia, a adenoidectomia e a ampliação da válvula nasal.[90]

Tonsilectomia:

- Eficaz para amígdalas hipertróficas que obstruem a região posterior da faringe.
- Taxa de sucesso até 80% em adultos com AOS grave.
- Pode ser efectuada de forma tradicional ou com ablação por

radiofrequência com temperatura controlada para reduzir o desconforto pós-operatório.[90]

Uvulopalatofaringoplastia (UPPP):

- Procedimento comum que envolve a redução de tecidos moles no palato mole, úvula e faringe.
- A taxa de sucesso é variável (25-75%) e depende da extensão da obstrução.
- As complicações incluem dor, infeção, insuficiência velofaríngea e perturbações da fala.[94]

Suspensão da base da língua:

- Resolve a obstrução na base da língua.
- A sutura permanente ligada à mandíbula impede o colapso da língua durante o sono.
- Baixa taxa de sucesso (20%), mas melhora quando combinada com UPPP.

Redução cirúrgica da língua:

- Procedimento radical para base alargada da língua obstruindo a área retroglossal.
- As técnicas incluem a glossectomia da linha média e a linguloplastia.
- Necessita de traqueotomia devido a edema pós-operatório significativo.

Ablação de tecidos com radiofrequência (RF):

- Eficaz na redução ou ablação do tecido da língua em excesso ou redundante.
- A taxa de sucesso varia, tipicamente 60-100% para palatoplastia com terapia RF.
- As complicações incluem ulceração, infeção e disfunção dos tecidos moles do palato.

Miotomia e suspensão do hioide (HMS):

- Suspende o osso hioide sobre a tiroide para evitar o colapso da hipofaringe.
- Taxa de sucesso 17-65%.

Osteotomia mandibular com avanço do genioglosso (MOGA):[102]

- Envolve o avanço de uma secção do osso mandibular para tensionar a língua, evitando o colapso da via aérea. (Figura: 29)
- Taxa de sucesso 42-75%. 3[10]

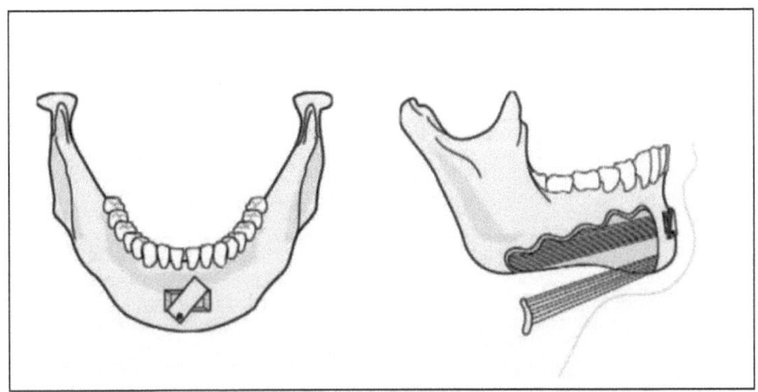

Figura 29: O procedimento de avanço do genioglosso. Uma janela retangular de osso sinfisário que consiste no geniotubérculo é avançada anteriormente, rodada para permitir a sobreposição óssea e imobilizada com um parafuso de titânio.

Avanço maxilomandibular (MMA):

- Reposiciona os componentes maxilomandibulares para aumentar o espaço das vias respiratórias.

- Taxa de sucesso 75-100%, considerada uma das cirurgias mais eficazes para a AOS

Terapia com aparelhos orais (AIO)

A terapia com aparelhos orais (AIO) tem sido utilizada para distúrbios respiratórios relacionados ao sono (DRS). Inicialmente, as pesquisas se concentraram em dois tipos de aparelhos:

- Aparelhos de reposicionamento mandibular (MRAs)
- Dispositivos de retenção da língua (TRDs).

Ambos os modelos mostraram-se promissores na redução da obstrução das vias aéreas superiores. Ao longo do tempo, numerosos estudos exploraram a eficácia e a utilização a longo prazo da terapia com AIO para a gestão de SRBD

Resume as indicações e contra-indicações da terapia com AIO no tratamento de SRBD, especificamente AOS e ronco. (Tabela:17)

Tabela 17: Indicações e contra-indicações para a terapia com aparelhos orais.

Indications	Contraindications
Treatment of snoring alone (benign snoring)	Poor dental status
Patient with mild to moderate obstructive sleep apnea who *prefers* oral appliance over continuous positive airway pressure (CPAP) or did not respond to CPAP	Inadequate healthy teeth
Patient with severe sleep apnea who either failed CPAP or was intolerant to it	Active periodontal disease
	Inadequate mandibular function or limited range of motion
	Severe temporomandibular disorders

Função dos aparelhos orais:[93,94]

A terapia com o aparelho de reposicionamento mandibular (MRA) tem como objetivo:

- Reposicionar a mandíbula numa posição avançada e aberta.
- Aumentar o volume das vias aéreas superiores e reduzir a colapsibilidade.
- Potencialmente melhorar a permeabilidade das vias aéreas.

A terapia com dispositivo de retenção da língua (TRD) tem como objetivo:

- Manter a língua para a frente.
- Evitar o colapso posterior da língua na zona orofaríngea.

Os estudos mostram resultados mistos em relação ao aumento do tamanho da via aérea com o avanço mandibular, mas alguns demonstram uma redução no índice de apneia-hipopneia (IAH). O reposicionamento da mandíbula estabiliza os músculos que suportam a via aérea, prevenindo o colapso e a obstrução. O tónus muscular da via aérea superior aumenta com o avanço mandibular, reduzindo potencialmente a obstrução durante o ressonar ou a AOS. O reposicionamento mandibular pode ter um impacto positivo na área velofaríngea, melhorando a respiração nasal ao aumentar a tensão no palato mole e ao afastar a base da língua.

Diferentes modelos de aparelhos orais:[94]

- Tipo: Reposicionamento mandibular

  TAP© (Posicionador Anterior de Thornton) (Figura:30)

  EMA© (Avanço Mandibular Elástico) (Figura:31)

  Klearway© (Figura:32)

  TheraSnore© (Figura:33)

  Posicionador PM© (fixo e ajustável)

  OASYS© (Sistema de Via Aérea Oral/Nasal)

  Silenciador©

  Elastomérico© (Figura:33)

  Herbst© (Laboratório dentário de Brabante) (Figura:33)

- Tipo: Retentor de língua (Figura: 34)

  Dispositivo Estabilizador da Língua (TSD) (Figura:35)

- Tipo: Aparelho oral de pressão positiva nas vias respiratórias

Pressão positiva oral nas vias respiratórias (OPAP)

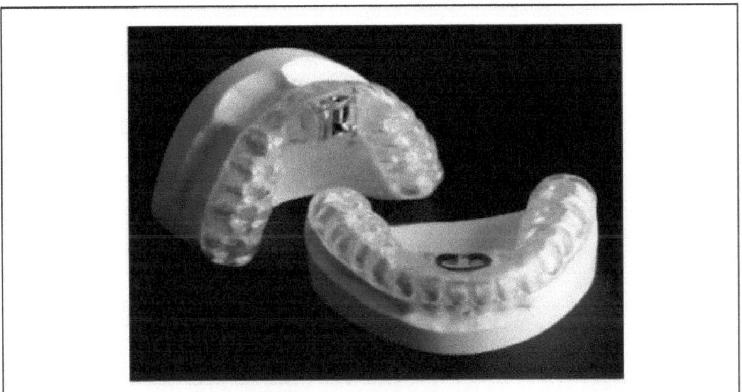

Figura 30: TAP© III Pro.

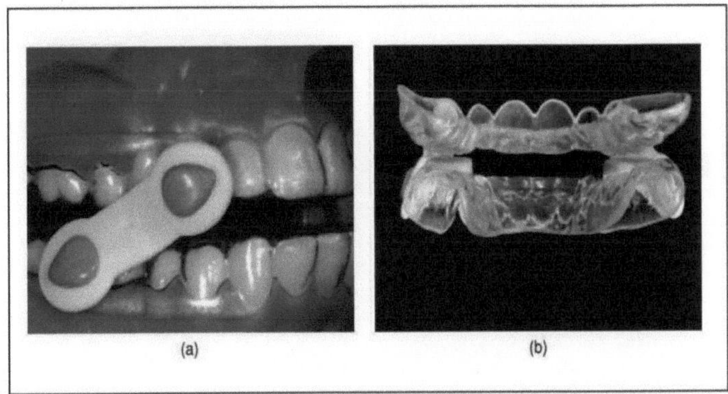

Figura 31: (a) Vista sagital do EMA©. (b) Vista lingual do EMA©.

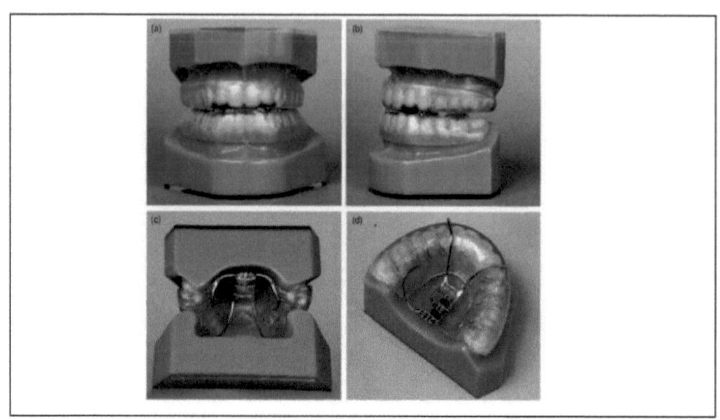

Figura 32: Várias vistas do Klearway©. (a) Vista frontal, (b) vista sagital, (c) vista lingual, e (d) vista oclusal do componente maxilar.

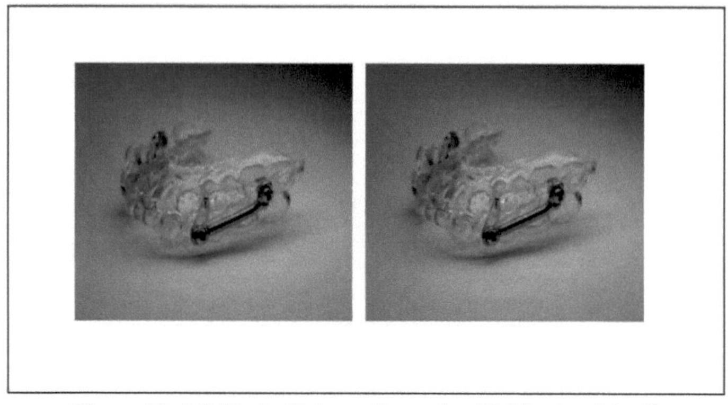

Figura 33: (A) Herbst© termoformado. (B) Elastomérico©.

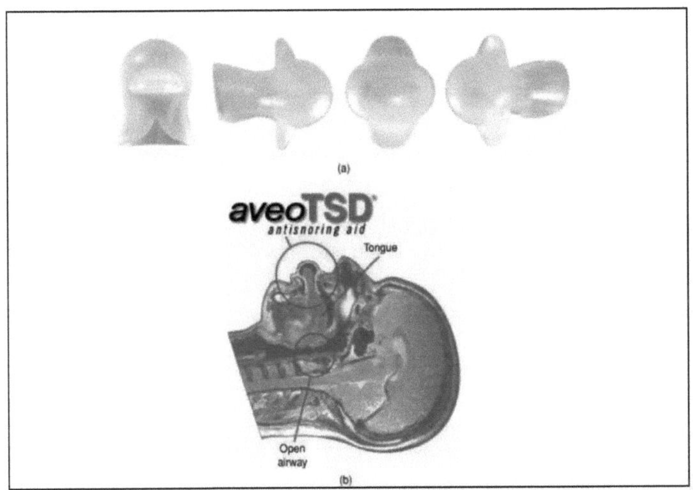

Figura 34: (a) aveoTSD©. (b) aveoTSD© segurando a língua em posição avançada.

Vários outros estudos também sugeriram uma diminuição da resistência das vias aéreas nasais após a utilização da Expansão Rápida da Maxila (ERM).[5]

Efeitos da ERM:

- Aumento da largura transversal da via aérea nasal
- Expansão do espaço aéreo faríngeo
- Redução da obstrução nasal
- Postura elevada da língua
- Diminuição da resistência das vias respiratórias nasais

Benefícios do tratamento:

- Diminuição considerável do Índice de Apneia-Hipopneia (IAH)
- Aumento significativo da saturação de oxigénio
- Redução imediata do IAH e dos sintomas clínicos após o tratamento
- Redução a longo prazo do IAH sem recaída observada

Terapia combinada:

- A adenotonsilectomia e a ERM podem ser necessárias para a resolução completa da AOS
- Ambos os tratamentos são eventualmente necessários, independentemente da modalidade inicial

Meta-análises sugerem redução substancial do IAH após tratamento com ERM em crianças. Em estudo longitudinal Valores de polissonografia (PSG) melhorados e consistentes após a ERM com seguimento de 12 anos.[5]

Avaliação global:

- A ERM é eficaz para a AOS residual após adenotonsilectomia ou em casos de constrição maxilar com tecido adenotonsilar normal
- Para além de corrigir a oclusão e a discrepância esquelética, a ERM tem o potencial de melhorar a AOS.[94]

Conclusão

A Apneia Obstrutiva do Sono (AOS) em crianças é uma doença complexa com implicações significativas para a saúde geral, incluindo o desenvolvimento dentário e craniofacial. O diagnóstico e a intervenção precoces são essenciais para evitar os efeitos a longo prazo desta doença no desenvolvimento físico e cognitivo da criança.

As apresentações clínicas subtis e variadas da AOS contribuem frequentemente para o seu sub-reconhecimento em doentes pediátricos. A compreensão dos mecanismos fisiopatológicos que levam à obstrução das vias aéreas durante o sono é essencial, uma vez que realça a interação entre factores anatómicos e neuromusculares que são exclusivos das crianças.

A identificação e a abordagem dos factores de risco, como a hipertrofia adenotonsilar, as anomalias craniofaciais e a obesidade, podem ter um impacto significativo na evolução da doença. Uma abordagem multidisciplinar, que inclua o exame clínico, a polissonografia e os estudos imagiológicos, é crucial para um diagnóstico preciso e uma gestão eficaz da AOS.

As estratégias de tratamento vão desde modificações comportamentais e do estilo de vida a intervenções cirúrgicas e abordagens ortodônticas, desempenhando os odontopediatras um papel vital na identificação de potenciais casos e na contribuição para a gestão a longo prazo. Abordar a AOS na infância não tem apenas a ver com a melhoria do sono, mas também com a melhoria da qualidade de vida, do crescimento e do desenvolvimento em geral.

Em conclusão, a gestão da AOS pediátrica requer investigação contínua, educação e colaboração entre várias disciplinas de cuidados de saúde para garantir que as crianças afectadas recebem cuidados abrangentes. Ao fazê-lo, podemos atenuar significativamente o impacto da AOS e promover melhores resultados de saúde para as crianças.

Os dentistas podem esperar avanços na deteção precoce e abordagens de tratamento interdisciplinar para a apneia obstrutiva do sono (AOS) pediátrica. O futuro é promissor para ferramentas de diagnóstico mais eficazes, planos de tratamento personalizados e uma maior integração dos cuidados dentários na gestão da AOS, melhorando, em última análise, os resultados de saúde a longo prazo para as crianças.

Bibliografia

1. Colten HR, Altevogt BM. Sleep Disorders and Sleep Deprivation: An Unmet Public Health Problem. Washington (DC): National Academies Press; 2006.
2. Gouthro K, Slowik JM. Pediatric Obstructive Sleep Apnea (Apneia Obstrutiva do Sono Pediátrica). 2ª ed. Treasure Island: StatPearls Publishing; 2024.
3. Bali J, Nandi AV. Processo simplificado de deteção da apneia obstrutiva do sono utilizando a análise baseada no sinal ECG com programação do fluxo de dados. Springerplus. 2018;3(2):165-73.
4. Mallah M, Bailey E, Trivedi M, Kremer T, Rhein LM. Apneia obstrutiva do sono pediátrica em populações de alto risco: implicações clínicas. Pediatr Annals. 2017;5(6):336-9.
5. Anwer M, Albagieh HM, Kalladka HN, Chiang M, Malik HK, Mclaren S. O papel do dentista no diagnóstico e gestão da apneia obstrutiva do sono pediátrica.Saudi Dent J. 2021;33(7):424-33.
6. Goodwin J, Babar SI, Kaemingk KL, Sherrill DL. Symptoms related to sleep-disordered breathing in white and Hispanic children: the Tucson Children's Assessment of Sleep Apnea Study. Chest. 2003;124(1):196-203.
7. Redline S, Tishler PV, Schluchter M, Aylor J, Clark K, Graham G. Risk factors for sleep-disordered breathing in children. Associações com obesidade, raça e problemas respiratórios: Associações com obesidade, raça e problemas respiratórios. Am J Respir Crit Care Med.1999;159(5):1527-32.
8. Hirata I, Mohri I, Kato-Nishimura K, Tachibana M, Kuwada A, Kagitani-Shimono K et al. Os problemas de sono são mais frequentes e estão associados

a comportamentos problemáticos em crianças em idade pré-escolar com perturbações do espetro do autismo. Res Dev Disabil. 2016;49(4):86-99.

9. Topol HI, Brooks LJ. Follow-up of primary snoring in children (Acompanhamento do ronco primário em crianças). J Pediatr. 2001 Feb;138(2):291-3.

10. Benjafield A, Ayas NT, Eastwood PR, Heinzer R, Ip MSM, Morrell MJ et al. Estimativa da prevalência global e do peso da apneia obstrutiva do sono: uma análise baseada na literatura. Lancet Respir Med. 2019;7(8):687-98.

11. Devaraj U, Krishnaswamy U, Ramachandran P, Balla S, Pinto A, Venkatnarayan KO et al. Prevalência e factores de risco para a AOS entre indivíduos urbanos e rurais no distrito de Bengaluru, no sul da Índia: um estudo transversal. J Sleep Med. 2021;16(1):5-9.

12. Prasad R, Verma RK, Singh A, Garg R, Agarwal S, Ahuja R. A study to estimate prevalence of obstructive sleep apnoea syndrome with modified Berlin questionnaire: An Indian scenario. Medicine. 2017;6(3):650-84.

13. Vaishya A, Shukla Y, Bhise A. Prevalência de apneia obstrutiva do sono entre indivíduos obesos em Ahmedabad-Um estudo observacional. Int J Health Sci. 2022;12(4):39-48.

14. Peppard P, Young T, Barnet JH, Palta M, Hagen EW, Hla KM. Aumento da prevalência de distúrbios respiratórios do sono em adultos. Am J Epidemiol. 2013;177(9):1006-14.

15. Heinzer R, Vat S, Marques-Vidal P, Marti-Soler H, Andries D, Tobback N et al. Prevalência de distúrbios respiratórios do sono na população em geral: o

estudo HypnoLaus. Lancet Respir Med. 2015;3(5):310-8.

16. Santilli M, Manciocchi E, D'Addazio G, Di Maria E, D'Attilio M, Femminella BO et al. Prevalência da síndrome da apneia obstrutiva do sono: Um estudo retrospetivo num único centro. Int J Environ Res Public Health. 2021;18(19):1-9.
17. Rosen C, Larkin EK, Kirchner HL, Emancipator JL, Bivins SF, Surovec SA et al. Prevalência e factores de risco para distúrbios respiratórios do sono em crianças de 8 a 11 anos: associação com raça e prematuridade. J Pediatr. 2003;142(4):383- 9.
18. Tapia I, Shults J, Doyle LW, Nixon GM, Cielo CM, Traylor J et al. Factores de risco perinatais associados à síndrome da apneia obstrutiva do sono em crianças em idade escolar nascidas pré-termo. Sleep. 2016;39(4):737-42.
19. Amin R, Rutter MJ. Airway disease and management in bronchopulmonary dysplasia. Clin Perinatol. 2015;42(4):857-70.
20. Montgomery-Downs HE, Crabtree VM, Capdevila OS, Gozal D. Infant-feeding methods and childhood sleep-disordered breathing. Pediatrics. 2007;120(5):1030-5.
21. Tregear S, Reston J, Schoelles K, Phillips B. Obstructive sleep apnea and risk of motor vehicle crash: systematic review and meta-analysis. J Clin Sleep Med. 2009 Dec 15;5(6):573-81.
22. Goyal M, Johnson J. Obstructive sleep apnea diagnosis and management (diagnóstico e gestão da apneia obstrutiva do sono). Mo Med. 2017;114(2):120-4.

23. Kushida C. Apneia Obstrutiva do Sono: Pathophysiology, Comorbidities and Consequences [Fisiopatologia, Comorbidades e Consequências]. Boca Raton: CRC Press; 2007.

24. Taasan V, Wynne JW, Cassisi N, Block AJ. The effect of nasal packing on sleep-disordered breathing and noturnal oxygen desaturation (O efeito do tamponamento nasal nos distúrbios respiratórios do sono e na dessaturação nocturna de oxigénio). Laryngoscope. 1981;91(7):1163-72.

25. Valera F, Avelino MA, Pettermann MB, Fujita R, Pignatari SS, Moreira GA et al. SAOS em crianças: correlação entre achados endoscópicos e polissonográficos. Otolaryngol Head Neck Surg. 2005;132(2):268-72.

26. Rama A, Tekwani SH, Kushida CA. Locais de obstrução na apneia obstrutiva do sono. Chest. 2002;122(4):1139-47.

27. Nakata S, Noda A, Yanagi E, Suzuki K, Yamamoto H, Nakashima T. Tonsil size and body mass index are important factors for efficacy of simple tonsillectomy in obstructive sleep apnoea syndrome. Clin Otolaryngol. 2006;31(1):41-5.

28. Schwab R, Pasirstein M, Pierson R, Mackley A, Hachadoorian R, Arens R et al. Identification of upper airway anatomic risk factors for obstructive sleep apnea with volumetric magnetic resonance imaging. Am J Respir Crit Care Med. 2003;168(5):522-30.

29. Schwab R, Gefter WB, Hoffman EA, Gupta KB, Pack AI. Dynamic upper airway imaging during awake respiration in normal subjects and patients with sleep disordered breathing. Am Rev Respir Dis. 1993;148(5):1385-400.

30. Shepard J, Thawley SE. Localização do colapso das vias aéreas superiores durante o sono em pacientes com apneia obstrutiva do sono. Am Rev Respir Dis. 1990;141(5):1350- 5.

31. Aziz L, Ejnell H. Apneia obstrutiva do sono causada por paralisia bilateral das pregas vocais. Ear Nose Throat J. 2003;82(4):326-7.

32. Gastaut H, Tassinari CA, Duron B. Estudo poligráfico das manifestações episódicas diurnas e nocturnas (hipnicas e respiratórias) da síndrome de Pickwick. Brain Res. 1966;1(2):167-86.

33. Gastaut H, Duron B, Tassinari CA, Lyagoubi S, Saier J. Mecanismo das pausas respiratórias que acompanham o sono na síndrome de Pickwickian. Act Nerv Super. 1969;11(3):209-15.

34. Remmers J, Degroot WJ, Sauerland EK, Anch AM. Pathogenesis of upper airway oclusion during sleep (Patogénese da oclusão das vias aéreas superiores durante o sono). J Appl Physiol Respir Environ Exerc Physiol. 1978;44(2):931-8.

35. Younes M. Cinquenta anos de fisiologia na apneia obstrutiva do sono. Am J Respir Crit Care Med. 2017;196(1):954-7.

36. Strohl K. Con: a apneia do sono não é uma doença anatómica. Am J Respir Crit Care Med. 2003;168(3):271-2.

37. Kuna R, Samuel K. Anatomia e fisiologia da obstrução das vias aéreas superiores. J Sleep Med. 2000;1(1):840-58.

38. Watanabe T, Isono S, Tanaka A, Tanzawa H, Nishino T. Contribuição do habitus corporal e das caraterísticas craniofaciais para as pressões de fecho

segmentares da faringe passiva em doentes com distúrbios respiratórios do sono. Am J Respir Crit Care Med. 2002;165(2):260-5.

39. Schwab R, Gupta KB, Gefter WB, Metzger LJ, Hoffman EA, Pack AI. Anatomia das vias aéreas superiores e dos tecidos moles em indivíduos normais e em doentes com distúrbios respiratórios do sono. Significado das paredes laterais da faringe. Am J Respir Crit Care Med. 1995;152(5):1673-89.

40. Shepard J, Pevernagie DA, Stanson AW, Daniels BK, Sheedy PF. Effects of changes in central venous pressure on upper airway size in patients with obstructive sleep apnea. Am J Respir Crit Care Med. 1996;153(1):250-4.

41. Leiter J. Forma das vias aéreas superiores: É importante na patogénese da apneia obstrutiva do sono? Am J Respir Crit Care Med. 1996;153(3):894-8.

42. Pevernagie D, Stanson AW, Sheedy PF, Daniels BK, Shepard JW Jr. Effects of body position on the upper airway of patients with obstructive sleep apnea. Am J Respir Crit Care Med. 1995;152(1):179-85.

43. Malhotra A, Huang Y, Fogel RB, Pillar G, Edwards JK, Kikinis R et al. The male predisposition to pharyngeal collapse: importance of airway length. Am J Respir Crit Care Med. 2002;166(10):1388-95.

44. Gold A, Schwartz AR. The pharyngeal critical pressure: The whys and hows of using nasal continuous positive airway pressure diagnostically. Chest. 1996;110(4):1077-88.

45. Schwartz A, Smith PL, Wise RA, Gold AR, Permutt S. Induction of upper airway oclusion in sleeping individuals with subatmospheric nasal pressure. J Appl Physiol. 1988;64(2):535-42.

46. Isono S, Remmers JE, Tanaka A, Sho Y, Sato J, Nishino T. Anatomia da faringe em pacientes com apneia obstrutiva do sono e em indivíduos normais. J Appl Physiol. 1997;82(4):1319-26.

47. Morrell M, Arabi Y, Zahn B, Badr MS. Estreitamento retropalatal progressivo que precede a apneia obstrutiva. Am J Respir Crit Care Med. 1998;158(6):1974- 81.

48. Schwab R, Gefter WB, Pack AI, Hoffman EA. Dynamic imaging of the upper airway during respiration in normal subjects (Imagens dinâmicas das vias aéreas superiores durante a respiração em indivíduos normais). J Appl Physiol. 1993;74(4):1504- 14.

49. Heinzer R, Stanchina ML, Malhotra A, Fogel RB, Patel SR, Jordan AS et al. Lung volume and continuous positive airway pressure requirements in obstructive sleep apnea. Am J Respir Crit Care Med. 2005;172(1):114-17.

50. Badr M, Toiber F, Skatrud JB, Dempsey J. Pharyngeal narrowing oclusion during central sleep apnea. J Appl Physiol. 1995;78(5):1806-15.

51. Younes M, Ostrowski M, Thompson W, Leslie C, Shewchuk W. Estabilidade do controlo químico em doentes com apneia obstrutiva do sono. Am J Respir Crit Care Med. 2001;163(5):1181-90.

52. Wellman A, Jordan AS, Malhotra A, Fogel RB, Katz ES, Schory K et al. Ventilatory control and airway anatomy in obstructive sleep apnea. Am J Respir Crit Care Med. 2004;170(11):1225-32.

53. Younes M. Contribuições da mecânica das vias aéreas superiores e dos mecanismos de controlo para a gravidade da apneia obstrutiva. Am J Respir

Crit Care Med. 2003;168(6):645- 58.

54. Boyd J, Petrof BJ, Hamid Q, Fraser R, Kimoff RJ. Upper airway muscle inflammation and denervation changes in obstructive sleep apnea. Am J Respir Crit Care Med. 2004;170(5):541-6.

55. Kirkness J, Madronio M, Stavrinou R, Wheatley JR, Amis TC. Relationship between surface tension of upper airway lining liquid and upper airway collapsibility during sleep in obstructive sleep apnea hypopnea syndrome. J Appl Physiol. 2003;95(5):1761-6.

56. Mortimore I, Marshall I, Wraith PK, Sellar RJ, Douglas NJ. Neck and total body fat deposition in nonobese and obese patients with sleep apnea compared with that in control subjects. Am J Respir Crit Care Med. 1998;157(1):280-3.

57. Peppard P, Young T, Palta M, Dempsey J, Skatrud J. Longitudinal study of moderate weight change and sleep-disordered breathing. JAMA. 2000;284(23):3015-21.

58. Tishler P, Larkin EK, Schluchter MD, Redline S. Incidence of sleep-disordered breathing in an urban adult population: the relative importance of risk factors in the development of sleep-disordered breathing. JAMA. 2003;289(17):2230-7.

59. Newman A, Foster G, Givelber R, Nieto FJ, Redline S, Young T. Progressão e regressão dos distúrbios respiratórios do sono com alterações de peso: o Sleep Heart Health Study. Arch Intern Med. 2005;165(20):2408-13.

60. Katz I, Stradling J, Slutsky AS, Zamel N, Hoffstein V. Do patients with obstructive sleep apnea have thick necks? Am Rev Respir Dis.

1990;141(5):1228-31.

61. Kushida C, Efron B, Guilleminault C. Um modelo morfométrico preditivo para a síndrome da apneia obstrutiva do sono. Ann Intern Med. 1997;127(8):581-7.

62. Bhimwal R, Makwana M, Jangid R, Bhati RL. Estudar a prevalência da apneia obstrutiva do sono em doentes com diabetes tipo 2 no Rajastão Ocidental, Índia. Int J Adv Med. 2017;4(4):894-902.

63. Ferguson K, Ono T, Lowe AA, Ryan CF, Fleetham JA. A relação entre a obesidade e a estrutura craniofacial na apneia obstrutiva do sono. Chest. 1995;108(2):375-81.

64. Schellenberg J, Maislin G, Schwab RJ. Achados físicos e o risco de apneia obstrutiva do sono. A importância das estruturas orofaríngeas. Am J Respir Crit Care Med. 2000;162(2):740-80.

65. Guilleminault C, Lee JH, Chan A. Pediatric obstructive sleep apnea syndrome. Arch Pediatr Adolesc Med. 2005;159(8):775-85.

66. Young T, Finn L, Palta M. Chronic nasal congestion at night is a risk fator for snoring in a population-based cohort study. Arch Intern Med. 2001;161(12):1514-9.

67. Trinder J, Kay A, Kleiman J, Dunai J. Gender differences in airway resistance during sleep. J Appl Physiol. 1997;83(6):1986-97.

68. Bixler E, Vgontzas AN, Lin HM, Ten Have I, Rein J, Vela-Bueno A et al. Prevalence of sleep-disordered breathing in women: effects of gender. Am J Respir Crit Care Med. 2001;163(3):608-13.

69. Ancoli-Israel S, Klauber MR, Stepnowsky C, Estline E, Chinn A, Fell R.

Sleep- disordered breathing in African-American elderly. Am J Respir Crit Care Med. 1995;152(6):1946-9.

70. Grugni G, Livieri C, Corrias A, Sartorio A, Crino A. Death during GH therapy in children with Prader-Willi syndrome. J Endocrinol Invest. 2005;28(6):554-7.

71. Demjaha G, Kapusevska B, Pejkovska-Shahpaska B. Bruxismo Hábito Oral Inconsciente na Vida Cotidiana. Acesso aberto Maced J Med Sci. 2019;7(5):876- 81.

72. Kramer N, Bonitati AE, Millman RP. Enurese e apneia obstrutiva do sono em adultos. Chest. 1998;114(2):634-7.

73. Brooks L, Topol HI. Enurese em crianças com apneia do sono. J Pediatr. 2003;142(5):515-8.

74. Clavel L, Rémy-Neris S, Skalli W, Rouch P, Lespert Y, Similowski T. Cervical spine hyperextension and altered posturo-respiratory coupling in patients with obstructive sleep apnea syndrome. Front Med. 2020;7(2):30-5.

75. Esteller E, Villatoro JC, Agüero A, Lopez R, Matiñó E, Argemi J et al. Obstructive sleep apnea syndrome and growth failure. I nt J Pediatr Otorhinolaryngol. 2018;108(6):214-18.

76. Gulotta G, Iannella G, Vicini C, Polimeni A, Greco A, de Vincentiis M et al. Factores de risco para a síndrome da apneia obstrutiva do sono em crianças: State of the Art. Int J Environ Res Public Health. 2019;16(18):32-5.

77. Shintani T, Asakura K, Kataura A. Avaliação do papel da hipertrofia adenotonsilar e da morfologia facial em crianças com apneia obstrutiva do

sono. Orl. 1997;59(5):286-91.

78. Scherer P, Hahn II, Mozell MM. A biofísica do fluxo de ar nasal. Otolaryngol Clin North Am. 1989;22(2):265-78.

79. Michels D, Rodrigues Ada M, Nakanishi M, Sampaio AL, Venosa AR. Envolvimento nasal na síndrome da apnéia obstrutiva do sono. Int J Otolaryngol. 2014;7(1):17-9.

80. Goodwin J, Kaemingk KL, Fregosi RF, Rosen GM, Morgan WJ, Smith T et al. Parassónias e distúrbios respiratórios do sono em crianças caucasianas e hispânicas - o estudo de avaliação da apneia do sono das crianças de Tucson. BMC Med. 2004;28(2):14-8.

81. Griffith J, Slovik LS. Síndrome de Münchausen por procuração e medicina dos distúrbios do sono. Sleep. 1989;12(2):178-83.

82. Ejaz S, Khawaja IS, Bhatia S, Hurwitz TD. Obstructive sleep apnea and depression: a review. Innov Clin Neurosci. 2011;8(8):17-25.

83. Young T, Palta M, Dempsey J, Skatrud J, Weber S, Badr S. The occurrence of sleep-disordered breathing among middle-aged adults. N Engl J Med. 1993;328(17):1230-45.

84. Palomaki H. O ressonar e o risco de enfarte cerebral isquémico. Stroke. 1991;22(8):1021-5.

85. Mehra R, Benjamin EJ, Shahar E, Gottlieb DJ, Nawabit R, Kirchner HL, et al. Associação de arritmias nocturnas com distúrbios respiratórios do sono: The Sleep Heart Health Study. Am J Respir Crit Care Med. 2006;173(8):910-6.

86. Hung J, Whitford EG, Parsons RW, Hillman DR. Association of sleep apnoea

with myocardial infarction in men (Associação da apneia do sono com enfarte do miocárdio nos homens). Lancet. 1990;336(8710):261-4.

87. Bady E, Achkar A, Pascal S, Orvoen-Frija E, Laaban JP. Hipertensão arterial pulmonar em pacientes com síndrome da apneia do sono. Thorax. 2000;55(11):934-9.

88. Morgan B, Denahan T, Ebert TJ. Neurocirculatory consequences of negative intrathoracic pressure vs. asphyxia during voluntary apnea. J Appl Physiol. 1993;74(6):2969-75.

89. Philby M, Aydinoz S, Gozal D, Kilic S, Bhattacharjee R, Bandla HP et al. Achados pupilométricos em crianças com apneia obstrutiva do sono. Sleep Med. 2015;16(10):1187-91.

90. Kirkness JP, Madronio M, Stavrinou R, Wheatley JR, Amis TC. Surface tension of upper airway mucosal lining liquid in obstructive sleep apnea hypopnea syndrome (Tensão superficial do líquido de revestimento da mucosa das vias aéreas superiores na síndrome de apneia e hipopneia obstrutiva do sono). J Appl Physiol. 2003;95(5):1761-6.

91. Lombardi C, Pengo MF, Parati G. Síndrome da apneia obstrutiva do sono e disfunção autonómica. Auton Neurosci. 2019;221(18):1025-63.

92. Kasai T, Motwani SS, Elias RM, Gabriel JM, Taranto Montemurro L, Yanagisawa N et al. Influence of rostral fluid shift on upper airway size and mucosal water content. J Clin Sleep Med. 2014;10(10):1069-74.

93. Bisogni V, Pengo MF, Maiolino G, Rossi GP. O sistema nervoso simpático e o metabolismo das catecolaminas na apneia obstrutiva do sono. J Thorac Dis.

2016;8(2):243-7.

94. Bailey DR, Attanasio R. Dental management of sleep disorders (Gestão dentária dos distúrbios do sono). John Wiley & Sons. 2022;21(2):20-41.

95. Lenders H, Schaefer J, Pirsig W. Hipertrofia da concha em roncadores habituais e pacientes com apneia do sono: achados da rinometria acústica. Laryngoscope. 1991;101(14):614-8.

96. Sociedade Torácica Americana. Standards and indications for cardiopulmonary sleep studies in children (Normas e indicações para estudos cardiopulmonares do sono em crianças). Am J Respir Crit Care Med. 1996;153(22):866-78.

97. Gradisar M, Wolfson AR, Harvey AG, Hale L, Rosenberg R, Czeisler CA. The sleep and technology use of Americans: findings from the National Sleep Foundation's 2011 Sleep in America poll. J Clin Sleep Med. 2013;9(12):1291-9.

98. Schwab R, Kim C, Siegel L, Keenan B, Black J, Farid-Moayer M et al. Examinar o mecanismo de ação de um novo dispositivo que utiliza a terapia de pressão oral para o tratamento da apneia obstrutiva do sono. Sleep. 2014;37(7):1237- 47.

99. Mallampati S, Gatt SP, Gugino LD, Desai SP, Waraksa B, Freiberger D et al. Um sinal clínico para prever a intubação traqueal difícil: um estudo prospetivo. Can Anaesth Soc J. 1985;32(4):429-34.

100. Rappai M, Collop N, Kemp S, deShazo R. O nariz e os distúrbios respiratórios do sono. O que sabemos e o que não sabemos. Chest. 2003;124(9):2309- 23.

101. Cole P, Haight JS. Mecanismos de obstrução nasal durante o sono. Laryngoscope. 1984;94(5):1557-9.

102. Miller F, Watson D, Boseley M. O papel do sistema de trefina de avanço ósseo Genial em conjunto com a uvulopalatofaringoplastia na gestão multinível da apneia obstrutiva do sono. Otolaryngol Head Neck Surg. 2004;13(1):73-79.

103. Sher A, Schechtman K, Piccirillo J. An American Sleep Disorders Association review: the efficacy of surgical modifications of the upper airway in adults with obstructive sleep apnea syndrome. Sleep. 1996;19(7):156-77.

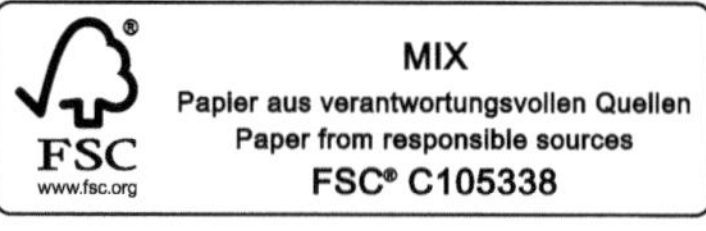

Printed by Books on Demand GmbH, Norderstedt / Germany